老年期痴呆的

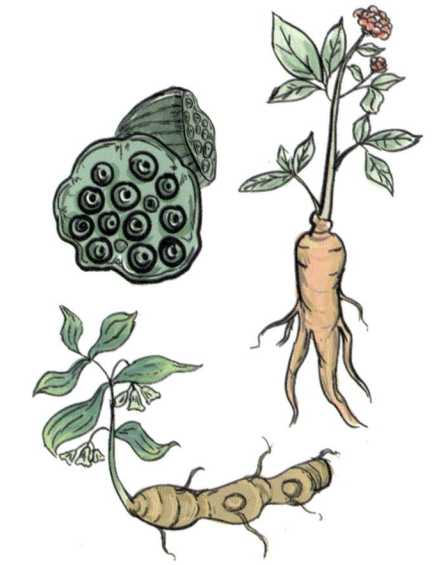

中医药防治百问

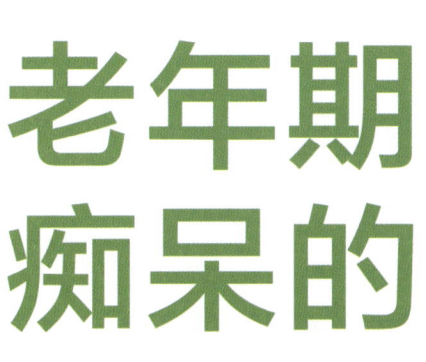

李伟荣　方坚松　陈云波◎主编

湖南科学技术出版社·长沙

编委会

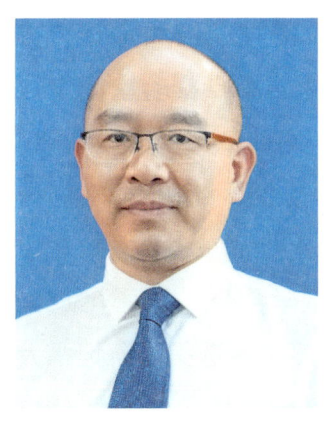

　　李伟荣，医学博士，研究员，博士生导师，博士后合作教授，广州中医药大学科技创新中心副主任，中西医结合一级学科秘书长。美国宾夕法尼亚大学访问学者，广东省药理学会中药药理专业委员会副主任委员，中国药理学会抗衰老与老年痴呆专业委员会委员，中华中医药学会中成药分会委员，广东省药理学会药理教育专业委员会常务委员，广东省药理学会神经药理专业委员会委员，广东省中医药学会中药实验药理专业委员会委员。主要从事中医药防治脑病的研究工作。先后主持国家自然科学基金项目（4项）、广东省自然科学基金项目（3项）等共16项，参与省部级以上项目15项，参与广东省科学技术奖励一等奖项目1项，国家教育部科技进步一等奖项目1项，广东省传统医学会科技进步一等奖项目1项、二等奖项目1项。发表论文100余篇，其中SCI收录40余篇，担任《中西医结合防治阿尔茨海默病》副主编，参编著作2部。

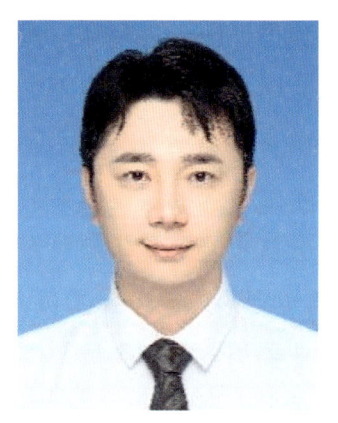

方坚松，广州中医药大学科技创新中心研究员（博士生导师），中医证候全国重点实验室固定成员，2015 年获北京协和医学院（清华大学医学部）药理学博士学位，国家留学基金委公派美国克利夫兰医学中心博士后。入选第七批广东省特支青年拔尖人才，2019 年获中国药理学会青年药理学家奖，连续 5 年（2020—2024 年度）入选美国斯坦福大学发布的全球前 2% 顶尖科学家榜单。主要从事现代网络医学框架下的生物医学和多尺度生物学等大数据解析工作，从而服务于复杂性疾病（如阿尔茨海默病）的药物发现、作用机制及转化研究。目前累计以第一作者或通讯作者（含共同）发表 SCI 论文 70 余篇（其中包括 *Nature* 子刊 *Nature Aging* 等期刊），其中中国科学院一区文章 20 篇。相关研究成果被 *Science*、*Cell* 等引用 4700 余次（H 因子 38，谷歌学术）。主持国家自然基金面上项目及青年基金项目、科技部重点研发课题任务等 10 余项，申请相关专利及软件著作权 7 项。兼任 *Journal of Alzheimer's Disease*、*Front Pharmacol* 副主编等。

作者简介

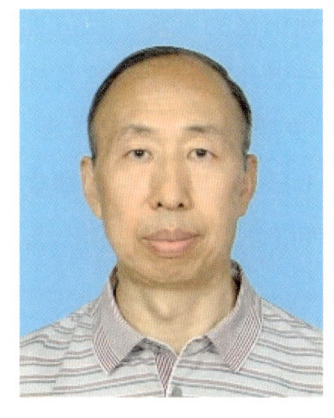

陈云波，研究员，广州中医药大学中医内科学博士生导师，中国药理学会抗衰老与老年痴呆专业委员会理事，中国老年学和老年医学学会老年病分会认知障碍专家委员会委员。主持和参与国家重大科技专项、国家自然科学基金项目和广东省自然科学基金项目等 30 多项。发表中医药防治老年脑病相关领域的论文 100 多篇，其中 SCI 收录 30 多篇，主编专著《中西医结合防治阿尔茨海默病》。参与中国最早的老年性痴呆中医保健流行病学调查和国内第一个国家级中医药防治老年性痴呆课题研究工作，曾赴美国加州大学圣迭戈分校医学院阿尔兹海默病（AD）中心进行研究，所在研究团队与美国神经病学协会主席、AD 临床研究领域的权威专家罗伯特·卡兹曼（Robert Katzman）教授团队进行合作研究。

随着年龄增长，我们或我们身边的老人可能会遇到记忆力下降、反应变慢等问题，这背后可能隐藏着一种常见的健康挑战——老年期痴呆。这种疾病不仅影响患者的生活质量，也会给患者家庭带来不少照护压力。近年来，国家高度重视这种疾病的防控工作。2024 年 12 月 31 日，国家卫生健康委等 15 个部门联合印发了《应对老年期痴呆国家行动计划（2024—2030 年）》，进一步推动全社会关注并系统应对老年期痴呆。

中医药在防治老年期痴呆方面积累了丰富的经验，提出了许多实用的方法。本书以"百问百答"的形式，从老年期痴呆的基本概念、常见症状、中医辨证分型，到防治老年期痴呆的日常调理、康复护理、饮食建议，乃至现代科技在预防中的应用，全面而系统地回应了大家最关心的问题。我们力求用通俗的语言、科学的依据，把专业的知识讲明白、说清楚，让读者读得懂、用得上。

预防优于治疗，健康源于日常。希望通过这本书，能帮助大家尽早识别风险、有效进行干预，无论是为自己，还是为家人。让我们用知识和关爱，一起守护记忆的温度，拥抱更健康、更从容的晚年生活。

广州中医药大学二级教授

老年期痴呆资深研究专家

2025 年 8 月

CONTENTS 目录

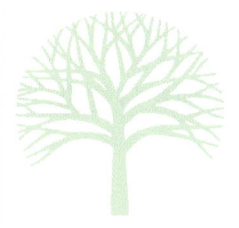

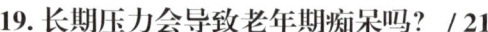

第二章　老年期痴呆的中医诊断和治疗

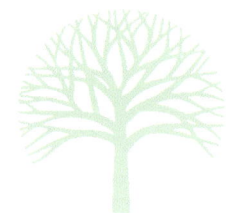

第三章　老年期痴呆患者的康复护理

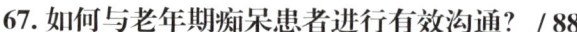

第四章　老年期痴呆的预防

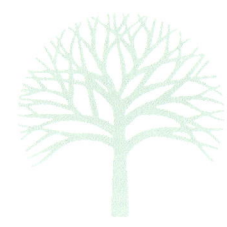

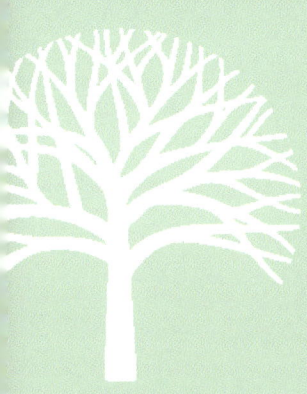

第一章
老年期痴呆概述

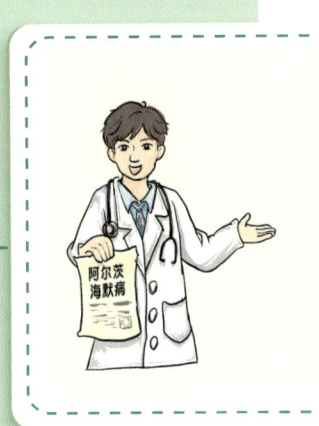

1. 什么是老年期痴呆？

老年期痴呆是一种中枢神经系统退行性疾病，主要发生在老年期（一般指 65 岁以上）。这种疾病会导致患者的记忆力、日常生活能力下降，还可能伴随精神疾病或运动功能障碍，严重影响患者的生活质量。简单来说，老年期痴呆患者就像是大脑里的"记忆存储卡"出了问题。患者大脑里的神经细胞会随年龄增长逐渐受损退化，因此，患者的记忆力会变差，他们甚至可能忘记一些简单的日常行为，如怎样做饭、怎样穿衣服等。除了记忆力下降，患者还会出现精神行为症状，如人格或情绪的改变，出现幻觉与妄想等。

老年期痴呆有几种不同的类型，其中最常见的是阿尔茨海默病（Alzheimer's disease，AD），俗称为"老年性痴呆"或"老年痴呆症"，占总病例的 60%～70%；其次是血管性痴呆（vascular dementia，VAD），占总病例的 15%～20%；余下为混合性痴呆和其他疾病引起的痴呆。

2. 老年期痴呆有哪些症状？

老年期痴呆的基本原因是大脑的中枢神经系统受损，患者或多或少会出现一些临床症状，有的症状轻，有的症状重，归纳起来其症状主要包括以下几个方面：

1）记忆力下降。这是老年期痴呆患者早期最常见、最突出的症状。主要表现为近期记忆缺失，远期记忆保持较好。日常表现为好忘事：如刚放置的东西转眼就忘记了，日常用品丢三落四，买东西忘记给钱，凡事都需要别人提醒，无法记住最近见过的人的名字或从事过的活动，

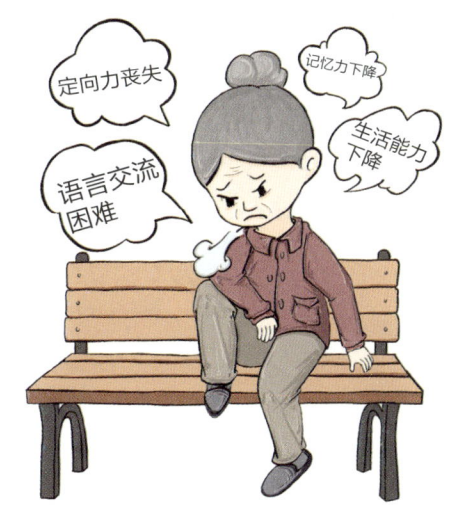

会忘记今天是哪一天，甚至可能反复询问同一个问题。这种记忆力减退会严重影响患者的日常生活。而患者的远期记忆保持较好，主要表现为对过去的经历有深刻的记忆：如什么时候结婚，参加过什么工作。但是随着病程的发展，患者的远期记忆也会逐渐缺失，严重时可能连自己老伴和孩子的姓名都不能准确回忆。

2）定向力逐渐丧失。随着病情发展，患者的智力能力和认知能力逐渐衰退，患者很容易出现迷路、失去方向感等症状。他们可能无法找到回家的路，也可能会忘记自己身处何地。

3）抽象思维障碍。患者的理解能力、推理能力、判断力等抽象思维能力出现障碍。患者会计算困难，计算速度变慢，不能进行复杂的运算，到后期连简单的加减运算都完成不了。患者的思维逐步变迟钝，不能区分事物，不会进行归纳，不会分析，因此，患者看不懂电视剧，听不懂人之间的对话，不会完成以前能够熟悉完成的工作或操作等。

4）失认症。患者没法根据脸区分不同的人，不认识自己的亲戚和朋友，甚至忘记自己。

5）失用症。老年期痴呆后期发展严重时，患者不能做出正确的动作，比如不会刷牙洗脸、乱穿衣服、不会使用碗筷等。

6）言语和交流困难。患者的大脑损伤可能会使得他们交流困难，表达能力弱化。患者最初可能经常重复没有意义的话语，想不起要表达的词，用词不当，不能说出简单物品的名称，他们可能无法清晰地表达自己的思想，也可能无法理解他人的语言。当病情进一步恶化的时候，患者会经常沉默，不爱讲话。

7）个性和人格改变。患者最初表现为不爱活动，对新环境难以适应，对周围环境逐渐丧失兴趣，对人不热情。之后对与人交往的兴趣越来越少，不爱和人沟通，对人冷淡，甚至不理亲人，情绪易怒，容易和人争吵，甚至打骂人。

8）生活能力下降。患者的生活自理能力逐步下降，逐渐需要别人照顾，对他人很依赖。最初可能是无法买东西，算钱；逐渐地，可能不会做饭、穿衣，洗澡等；最终严重的话会导致个人生活完全不能自理。

9）精神与行为症状。部分患者后期会出现一些严重的认知障碍，比如有妄想症。有的患者认为家人或老伴是骗子；有的患者表现为脾气古怪，纠缠他人，具有一定的破坏行为；有的患者会出现睡眠障碍，经常日夜颠倒，夜间到处乱走，做出一些奇怪的、没有目的的行为，白天则没有精神、嗜睡等。

3. 什么是阿尔茨海默病？

　　阿尔茨海默病是一种进行性发展的慢性神经退行性疾病，主要影响中枢神经系统，特别是大脑，目前病因尚不清楚。阿尔茨海默病患者的脑部病理改变主要为淀粉样蛋白堆积形成的老年斑和神经纤维缠结，同时伴有脑中神经元的丢失及神经炎性反应。患者临床表现为记忆和认知功能不断恶化，日常生活能力进行性减退，并伴有各种神经精神症状和行为障碍。这种病通常起病隐匿，病程呈慢性进行性，是老年期痴呆最常见的一种类型。由于这种病是由一位德国精神科医师——爱罗斯·阿尔茨海默发现的，因此被称为阿尔茨海默病。通俗来说，阿尔茨海默病是一种影响大脑的慢性疾病，会导致记忆和认知功能逐渐下降，日常生活变得困难，并出现各种神经精神症状和行为问题。这种病通常在老年人中发生，病情也会逐渐恶化，一般发病 10 到 20 年后会因为其他并发症而死亡。根据发病年龄，阿尔茨海默病可分为早发性阿尔茨海默病（65 岁以前发病）和晚发性阿尔茨海默病（65 岁以后发病）。

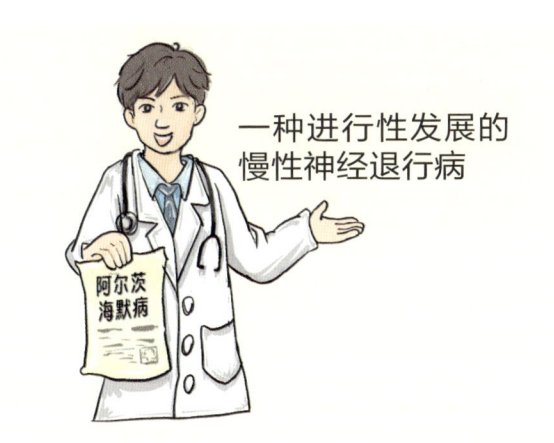

一种进行性发展的慢性神经退行病

4. 什么是血管性痴呆？

　　血管性痴呆是一种脑部血管病变导致的认知功能障碍，也称为血管性脑病。这种病通常是脑部血管狭窄、堵塞或破裂而导致脑部缺血或出血，进而导致脑细胞受损或死亡，从而损害了大脑的功能。血管性痴呆的病因主要是脑内血管病变，包括颈动脉与椎基底动脉两大系统的病变。这些病变可以是血管本身的疾病，也可以是颅外大血管及心脏的病变，间接影响脑内血管，导致脑供血不足和脑组织缺血缺氧。

血管性痴呆的症状包括记忆力减退、思维迟缓、注意力不集中、语言障碍等，严重的情况下还可能出现行为异常和情绪波动等问题。血管性痴呆是中老年人群中常见的痴呆类型，患病率仅次于阿尔茨海默病。

血管性痴呆起病较快，有反复多次的小卒中发作病史，该病常发生于60岁左右的老年人，男性居多，超过一半患者有高血压、糖尿病或动脉硬化等病史。

5. 什么是轻度认知障碍？

轻度认知障碍是介于正常衰老和老年期痴呆之间的一种中间状态，属于认知障碍综合征。通俗来说，在正常老人记忆减退和阿尔茨海默病之间的过渡期被称为轻度认知障碍。有轻度认知障碍的人会表现出与年龄和受教育程度不匹配的记忆力减退，但日常生活能力没有受到明显影响。简单来说，就是患者和同年龄同教育背景的老人相比，记忆力下降了，但老人本身的日常生活能力和其他认知功能又正常。具体来说，轻度认知障碍患者可能表现出注意力不集中、记忆力减退、思维速度减慢、语言表达能力下降等症状，但这些认知障碍通常不会严重影响其日常生活和社交能力。

轻度认知障碍可以分为遗忘型和非遗忘型。遗忘型轻度认知障碍主要表现为记忆力损害，例如，经常忘记重要的日程安排或持续不断地询问同一件事情。有些遗忘型患者还可能出现语言方面的问题如忘词、叫不上别人的名字，以及执行功能受损，如不再擅长做日常活动计划、无法同时进行多个活动。非遗忘型轻度认知障碍则表现为记忆功能以外的认知损害，记忆功能保留。

轻度认知障碍的病因可能与多种因素有关，包括年龄、遗传因素、心脑血管疾病等。轻度认知障碍的早期诊断对于预防痴呆的发生具有重要意义。如果不及时干预，轻度认知障碍可能会进展为老年期痴呆，导致记忆力、理解力、判断力严重下降，生活自理能力丧失，甚至威胁到生命。

6. 记忆力下降是阿尔茨海默病的前兆吗?

记忆力下降可以是阿尔茨海默病的前兆,但非绝对。记忆力下降可能是由于多种原因引起的,如压力、焦虑、抑郁、睡眠不足、营养不良等。不过,阿尔茨海默病患者的一个典型表现就是记忆力下降,特别是在疾病的早期阶段,主要表现为近期记忆力下降。随着病情的进展,远期记忆力也可能受到影响。

除了记忆力下降,患者还可能出现其他症状,比如情绪改变、性格变化(如变得固执、古怪、猜疑、自私等)、社交困难、难以完成简单的任务、在熟悉的地方迷路、说话时经常遗忘词语等。这些症状都可能是阿尔茨海默病的前兆,需要引起高度警惕和注意。

然而,需要注意的是,与年龄相关的记忆力减退和阿尔茨海默病之间的主要区别在于,前者这种记忆力衰退对我们的日常表现和做想做的事情的能力几乎没有影响,而阿尔茨海默病的特点是患者的两种或多种智力能力(如记忆力、语言、判断力和抽象思维)持续下降。

7. 老年期痴呆的诊断标准是什么?

本书主要介绍老年期痴呆中阿尔茨海默病的诊断标准。

阿尔茨海默病的诊断属于临床诊断,国内外有以下几种公认的诊断标准:

(1)NINCDS-ADRDA 诊断标准。

NINCDS-ADRDA 是 1984 年由美国国家神经病及语言障碍和卒中研究所(National Institute of Neurological and Communicative Disorders and Stroke,NINCDS)与阿尔茨海默病及相关疾病学会(the Alzheimer's Disease and Related Disorders Association,ADRDA)发布的首个国际公认的阿尔茨海默病诊断标准。该诊断标准主要包括以下几点:

1)痴呆,临床检查和认知量表测查确定有痴呆。这通常通过神经心理学测试,如简易精神状况检查(Mini-Mental State Examination,MMSE)等来评估。

2)两个或两个以上认知功能缺损,且进行性恶化。这包括记忆、语言、视觉空间技能、执行功能等认知领域的损害。

3）无意识障碍。这意味着患者在意识清醒的情况下表现出认知功能下降。

4）40～90岁起病，多见于65岁以后。虽然阿尔茨海默病可以在更小的年龄发病，但大多数病例出现在65岁及以后。

此外，还有其他一些支持性特征，如异常的脑脊液生物标记以及正电子发射断层成像（Positron emission tomography，PET）和神经影像功能分析等特异性成像，这些都可以为阿尔茨海默病的诊断提供依据。

（2）NIA-AA诊断标准。

NIA-AA诊断标准是美国国家老龄化研究所（National Intitute on Aging，NIA）和阿尔茨海默病学会（Alzheimer's Association，AA）在2009年发布的。该标准以病史和检查证实的认知或行为症状为依据。NIA-AA诊断标准将疾病分为三个临床阶段，每个阶段都有相对应的诊断要求。首先是临床前阶段，表现为病理性脑部变化，可能在疾病发生前几十年就已经发生，没有明显的临床症状。在这个阶段，影像学和脑脊液生物标志物中可以看到改变，但目前无法预测这些人中的哪些人会发展为阿尔茨海默病。第二阶段是轻度认知障碍，其特征是记忆力减退症状大于这些人的年龄和受教育程度的正常水平，但不会干扰他们的独立性，并且可能会也可能不会进展为阿尔茨海默病。最后阶段是阿尔茨海默病，其症状严重到足以损害一个人独立生活的能力。

（3）DSM-5诊断标准。

DSM-5（the Diagnostic and Statistical Manual of Mental Disorders，Version 5）是美国精神疾病学会发布的权威精神疾病诊断标准。DSM-5对于"可能的阿尔茨海默病"的诊断标准如下：

如果下列两点中任何一项存在，即诊断为"可能的阿尔茨海默病"。

1）有家族史或者基因检测测得阿尔茨海默病基因突变的遗传证据；

2）下列3项全部存在：

A. 有记忆力、学习能力的下降，以及至少一项其他认知领域能力下降的明确证据（通过病史资料或者一系列神经心理测评得出）；

B. 逐步进展的认知功能下降，即患者的认知功能慢慢下降，不是突然下降；

C. 没有证据表明存在混合性病因，即患者没有脑血管疾病、帕金森病、路易体痴呆等导致认知障碍的疾病。

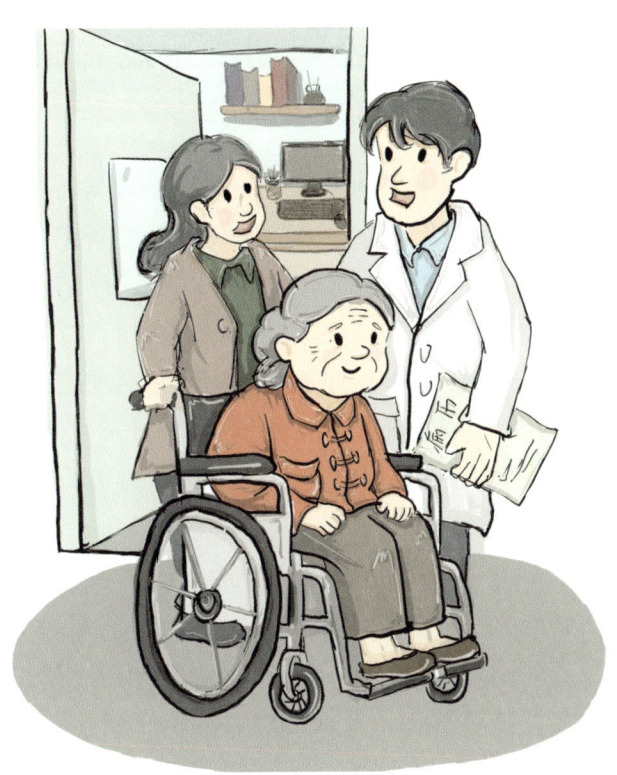

阿尔茨海默病的诊断流程。

医生判断阿尔茨海默病通常是通过综合考虑临床表现、医学检查、精神量表等多个方面的信息。

1）医生会详细地询问患者病史：医生会询问患者及其家属关于患者的症状、病史、家族史等信息。

2）医生会对患者进行评价：通过患者的表现判断患者是否存在认知功能减退，其次观察患者的日常生活能力是否有独立性（患者是否能够独立处理日常事务，以前经常能做的复杂任务现在是否不能完成或者难以完成）。

3）医生会进行神经心理测验：医生会使用一些认知评估工具，如 MMSE 量表来评估患者的认知功能，包括记忆力、注意力、语言能力等。

4）医生通过神经影像学判断：医生通过磁共振成像（Magnetic resonance imaging，MRI）和 PET 扫描等，来评估患者的大脑结构和功能。

5）生物标志物：医生通过检测患者脑脊液中的 Tau 蛋白、β-淀粉样蛋白等生物标志物辅助诊断。

8. 如何使用量表进行老年期痴呆患者病情评估?

1）神经心理量表是一种用于测量患者的神经心理学特征的工具，包括对患者的记忆力、执行功能、语言能力、注意力、视空间能力、精神行为和日常生活能力的评估。因此，神经心理量表也可以用来评估老年期痴呆患者的情况。在进行患者病情评估时，可以通过以下步骤进行：

A. 选择合适的量表：根据老年期痴呆患者可能出现的症状和病情，选择合适的评估量表。常用的量表包括认知功能量表、日常生活能力量表等。

B. 选择合适的评估时间：在患者处于稳定状态时进行评估，避免在急性发作或情绪波动时进行。

C. 评估前准备：确保评估环境安静、舒适，评估者熟悉量表的使用方法和评分标准，评估者能熟练掌握患者的方言，避免评估结果不准确。

D. 进行评估：按照量表的要求，逐一询问患者相关问题，观察患者的表现，并进行评分。在评估过程中，要注意患者的情绪变化，避免过度刺激。

E. 汇总评分：将各项评估结果汇总，得出总分或各项指标的得分。根据得分情况，判断患者的病情严重程度和需要关注的方面。

2）临床上常采用简易精神状况检查（MMSE）量表、蒙特利尔认知评估量表（MoCA）、日常生活能力表（ADL）和哈金斯基（Hachinski）缺血指数量表评估患者的认知情况。下面以 MMSE 量表为例简介其使用：

MMSE 量表是临床应用最广的量表之一，其评分标准包括认知功能障碍、痴呆的分类标准和痴呆严重程度分级。

A. 认知功能障碍：27～30 分正常，分数 ≤ 27 分考虑为认知功能障碍。

B. 痴呆的分类标准：文盲 ≤ 17 分，小学教育 ≤ 20 分，中学教育及以上 ≤ 24 分。

C. 痴呆严重程度分级：轻度 MMSE ≥ 21 分，中度 MMSE10～20 分，重度 MMSE ≤ 9 分。

评价项目		正确	错误	得分
定向力（10分）	今年是哪一年？	1	0	□

评价项目	正确	错误	得分
现在是什么季节？	1	0	☐
现在是几月份？	1	0	☐
今天是几号？	1	0	☐
今天星期几？	1	0	☐
你现在在哪个省（市）？	1	0	☐
你现在在哪个区（县）？	1	0	☐
你现在在哪个乡（镇、街道）？	1	0	☐
这里是什么地方	1	0	☐
你现在在哪一层楼上？	1	0	☐

指导语：现在我要说三样东西，我说完后请您重复说一遍并记住，过一会儿我还要问您——"皮球""国旗""树木"。请您重复（仔细说清楚，每样东西用一秒）。

记忆力 （3分）	皮球	1	0	☐
	国旗	1	0	☐
	树木	1	0	☐

指导语：现在请您算一算，100减去7，所得的数再减7，一直算下去，将每次的得数告诉我，直到我说"停"为止（每一个正确答案1分，如果上一个错了，如100-7=90，下一个对，如90-7=83，第二个仍给分）。

注意力和 计算力 （5分）	100-7=93	1	0	☐
	93-7=86	1	0	☐
	86-7=79	1	0	☐
	79-7=72	1	0	☐
	72-7=65	1	0	☐

指导语：刚才我让您记了三种东西，现在请您回忆一下是哪三种东西？

回忆能力 （3分）	皮球	1	0	☐
	国旗	1	0	☐
	树木	1	0	☐

第一章 老年期痴呆概述

11

续表

评价项目		正确	错误	得分
命名能力 （2分）	（检查者出示手表）这叫什么？	1	0	☐
	（检查者出示铅笔）这叫什么？	1	0	☐
复述能力 （1分）	指导语：我说一句话，我说完以后您重复一遍，好吗？ "四十四只石狮子"。	1	0	☐
阅读能力 （1分）	指导语：请您念一念这句话，照着这句话的意思去做。（念对并有闭眼睛的动作才给分） 请闭上您的眼睛	1	0	☐
三步命令 （3分）	指导语：我给您一张纸，请您按我说的去做：			
	右手拿起纸	1	0	☐
	双手对折	1	0	☐
	放到大腿上	1	0	☐
书写能力 （1分）	（指着下面空白处）说："请您写一个完整的句子，要有主、谓语，表达一定的意义"。 （由受试者自己写，正确语法和标点并非必需）。	1	0	☐
结构能力 （1分）	指导语：（指着下图）请您照着这个样子把它画下来（必须画出10个角，2个五边形交叉，交叉图形呈四边形方能得分，线条不平滑可以忽略） 按样画图 	1	0	☐
总分				

简易精神状况检查（MMSE）量表

量表来源：张明园，1998. 精神科评定量表手册 [M]. 长沙：湖南科技出版社：184-188.

9. 现代医学辅助诊断老年期痴呆的手段有哪些？

现代医学辅助诊断老年期痴呆的手段主要分为两大类：一类是老年期痴呆早期诊断的生物标志物和实验室检查；一类是老年期痴呆的影像学检查。

（1）阿尔茨海默病早期诊断的生物标志物和实验室检查。

生物标志物是指可以标记系统、器官、组织、细胞及亚细胞结构或功能的改变或可能发生的改变的生化指标，具有非常广泛的用途。简单来说，是某一个疾病出现的时候特有的标志物。诊断阿尔茨海默病的生物标志物是 β-淀粉样蛋白和 Tau 蛋白，因此，可以通过脑脊液检查测量脑脊液中 β-淀粉样蛋白和 Tau 蛋白的含量是否升高来辅助诊断。这些标志物可用于支持阿尔茨海默病的诊断。

血液学检查也是一个必要的检查手段，主要包括血常规、血糖、电解质、肝肾功能及血清维生素 B12，叶酸等生化指标，用于发现其他的并发症或其他的伴随症状，以及排除掉其他引起阿尔茨海默病的病因。

（2）神经影像学检查。

头颅 CT 和 MRI 检查，可以看到阿尔茨海默病患者脑皮质萎缩明显，特别是脑内的内侧颞叶，这可以支持阿尔茨海默病的诊断。MRI 可以检查脑部皮质血管改变，如可以检查到脑部的梗死部位。PET 可用于提高对阿尔茨海默病诊断的可信度。

此外，阿尔茨海默病患者的脑电图常表现为 α 波、θ 波增高、平均频率降低的特征。不过脑电图一般用于阿尔茨海默病与其他脑部疾病的鉴别诊断。基因检测可为阿尔茨海默病的诊断提供参考，对于有明确家族史的患者，基因检测可以帮助确定是否存在与阿尔茨海默病相关的基因突变，如淀粉样前体蛋白（APP）基因、早老蛋白基因的突变，从而辅助诊断。

10. 怎样简单测试自己有没有患阿尔茨海默病？

阿尔茨海默病的早期诊断和治疗可以延缓该病的病程，如果家中老人有以下症状，初步怀疑老人患有阿尔茨海默病，请一定要及时求医诊治。

1）记忆力明显下降，经常忘记重要事项或重复问同样的问题。

2）难以完成日常任务如烹饪、清洁或管理财务。

3）迷失在熟悉的地方，认不得路或忘记如何回家。

4）情绪不稳定，变得易怒、沮丧或焦虑。

5）对生活没有动力，对周围的事物逐渐失去兴趣，不爱社交。

6）难以表达思维或理解别人的话语。

7）难以理解时间或地点，不清楚年份月份，不知道春夏秋冬。

那么，如何简单地测试居家老人是否患有阿尔茨海默病。画钟试验是一个比较好的方法，下面介绍一下画钟试验的操作方法。

取出纸和笔，告知被测试的老人：请您在 10 分钟之内在纸上画一个钟表，表盘上要标明数字，时针分针指向的时间为 11 点 10 分。画钟试验总分 4 分。测试者画出一个闭锁的圆，得 1 分；将数字画在正确的位置，得 1 分；12 个数字无遗漏且在表盘上填写的顺序正确，得 1 分；将指针指向正确的位置（包括分针是否比时针长），得 1 分。测试结果：3—4 分表明认知水平正常，0-2 分则表明认知水平下降。应该尽快带老人到医院就医，在专业医生指导下做进一步检查，以便确诊治疗。

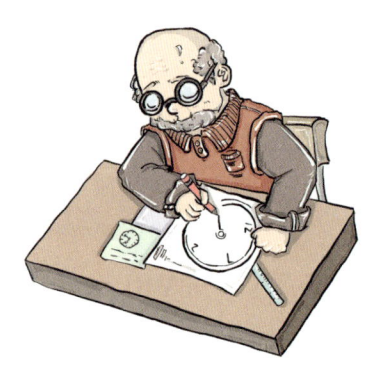

11. 年纪大了一定会得阿尔茨海默病吗？

年龄是阿尔茨海默病发生的重要危险因素。阿尔茨海默病的患病率随年龄增加几乎成倍增加，如国内资料显示，在 60～65 岁老年群体中，阿尔茨海默病的患病率为 5%，但在 80 岁以上的老年人群体中，阿尔茨海默病的患病率高达 30%，认知功能亦随年龄增加而持续下降。从医学角度讲，人在进入 50～60 岁以后，大脑便开始进入脑老化过程。表现为大脑的体积和重量逐渐变小和减轻；大脑神经细胞逐年变少；脑神经元和神经突起的数量与质量逐年减少和减弱；脑神经元的双向传递功能也逐年减弱，这些都会导致记忆力减退。老年人的脑组织衰老，神经功能减退是正常的生理现象，单纯的记忆力减退并不等于智力活动出现问题。

老年期痴呆的中医药防治百问

阿尔茨海默病通常以记忆障碍为核心特征，尤其是近期记忆减退。尽管记忆障碍是其最常见的早期表现之一，但并非唯一症状，患者还可能出现语言功能退化、执行功能障碍等多系统认知功能损害。一般来说，人自中年以后记忆力随着年龄的增长而逐渐衰退，这是正常现象，是大脑皮质逐步萎缩的结果，但这种记忆障碍进展通常很缓慢，且表现并不严重，出现记忆力减退的中老年人不必盲目担心。对于被认为患有阿尔茨海默病的人，必须具备至少两项的核心功能受损来诊断，包括记忆、语言技能、视觉感知、集中注意力的能力以及解决问题的能力等认知技能。阿尔茨海默病患者的大脑功能丧失非常严重，以至于患者无法完成日常工作。

12. 父母患有阿尔茨海默病，子女一定会患阿尔茨海默病吗？

痴呆的类型有很多种，阿尔茨海默病是最常见的一种。除此之外，还有额颞叶痴呆及路易体痴呆等，它们都被称为"退行性病变"。这些类型均是越早起病，遗传子女的概率就越高。

在55岁及以上的人群中，25%的人涉及有一级亲属（包括父母、子女、兄弟姐妹）的阿尔茨海默病家族史，这些家庭一生中患该疾病的风险约为20%，一般人群的患病风险为10%。

阿尔茨海默病的发病率随着年龄增长而增加，但也不是百分之百都会遗传给下一代的，这与其发病类型、携带的突变基因有关。大多数阿尔茨海默病属于散发性病例，散发性阿尔茨海默病指的是那些没有家族遗传史的病例，通常在65岁以后开始出现症状，约占九成以上。目前认为，散发性阿尔茨海默病是基因突变与环境因素共同作用引起的。影响最大的是一个叫载脂蛋白E的基因，父母可将该基因传递给下一代，携带该基因会增加发病风险，但不代表百分之百会发病，七成以上的携带者一生未发病，而大约有一半的阿尔茨海默病患者并未携带这一基因。

另一种是家族性阿尔茨海默病，该类型占所有患者的比例不到5%，由特定基因突变引起，呈常染色体显性遗传，这部分患者通常在65岁之前就会起病，为早发性，若父母携带突变基因，有一半的概率将这些基因传递给下一代。目前已知的突变基因有三个，分别是淀粉样蛋白前体（APP）基因、早老蛋白-1（PSEN1）基因和早老蛋白-2（PSEN2）基因。并不是所有早发性都是家族性的阿尔茨海默病，因此不应盲目认为早发性阿尔茨海默病一定会遗传。但是，如果一个人的家族中出现过不止一个阿尔茨海默病患者且所有患者中至少有两人属于三级（表兄妹或堂兄妹）或更近的亲属关系，则要考虑家族性阿尔茨海默病的可能性。这种情况罕见，但风险极高，需要通过基因检测确认。

总而言之，如果父母患有散发性阿尔茨海默病，那么后代的发病率会增高，但不会直接遗传，如果父母患有家族性阿尔茨海默病，子女有一半的概率继承突变基因（无论性别），而携带者在 65 岁前的发病概率 >95%。

13. 女性比男性更容易患阿尔茨海默病吗？

据统计，在美国，约有 570 万人患有阿尔茨海默病，其中约有三分之二是女性。女性一生中患阿尔茨海默病的风险也更大。终生风险（Lifetime Risk）是指一个人在一生中（通常从出生到死亡）患上某种特定疾病的概率。它是一个流行病学指标，用于衡量某种疾病在人群中的整体威胁程度。例如，45 岁时患阿尔茨海默病的估计终生风险在女性中约为 20%，在男性中为 10%。那是否就意味着女性比男性更容易患阿尔茨海默病呢？这个问题在学术上还存在争议，尚无定论，主要观点有以下几种。

1）有研究认为，男女发生阿尔茨海默病的风险并没有差异，而造成这种患病率和终生风险的性别差异的一个重要因素是女性比男性寿命更长。年龄是散发性阿尔茨海默病最重要的危险因素，而老年妇女较多，该人群最容易发生阿尔茨海默病，因此在数据上表现出女性比男性更容易患病。

2）一些研究已经确定了某些心脏和代谢性疾病，包括 2 型糖尿病、代谢综合征、肥胖和其他心血管危险因素，可导致阿尔茨海默病的发生和发展。男性通常比女性更早患上此类疾病，中年时期，男性心脑血管疾病的死亡风险高于女性，经此筛选之后，65 岁的老年男性的心脑血管健康状况一般好于同年龄阶段的女性，因此 65 岁及以上老年男性阿尔茨海默病的发生风险更低，这种现象在流行病学上被称为幸存者偏差。也就是说可能有一部分会患阿尔茨海默病的男性在患病之前就已经死亡，因此导致观察到的女性的患病率高于男性。

3）虽然抑郁症可能是阿尔茨海默病的一种症状，但中年抑郁症可使该疾病的风险增加高达 70%。女性患抑郁症的风险是男性的两倍，这种差异在青春期出现，并在更年期过渡期间恶化。

4）受教育程度越低，越容易患阿尔茨海默病。目前 65 岁及以上老年人群中，男性平均受教育程度高于女性，这也可能是造成女性患病率高于男性的原因之一。

5）还有一些女性的特定性别风险因素，包括妊娠期高血压、提前绝经（＜ 45 岁）、65 岁以上使用激素替代疗法等都可能与认知功能下降及阿尔茨海默病风险相关，但仍需进一步研究。

14. 肥胖及糖尿病是老年期痴呆的高危因素吗？

肥胖是引起糖尿病（diabetes mellitus，DM），尤其是 2 型糖尿病（diabetes mellitus type 2，T2DM）的重要因素。糖尿病也导致了老年期痴呆的发展。在研究中发现，患有糖尿病的老年人患老年期痴呆的风险增加了大约两倍。

人体长期糖代谢异常容易发生大中小动脉粥样硬化、微血管病变，更易致微血栓形成、脑梗死、脑白质病变等。脑血管病变和脑白质病变又与血管性认知障碍（vascular cognitive impairment，VCI）和血管性痴呆（VAD）发病相关。因此，糖代谢异常是血管性认知障碍和血管性痴呆的重要危险因素，也与阿尔茨海默病的发病密切相关。临床实践发现 2 型糖尿病的患者中出现认知功能损害者较无糖尿病患者多，2 型糖尿病患者患阿尔茨海默病的概率比非糖尿病患者高 30% ~ 65%。

那么，肥胖或糖尿病是如何导致老年期痴呆风险增加的呢？近几十年来对包括癌症和心脏病在内的一系列疾病的研究表明，炎症和氧化应激在人类病理中起着重要作用。许多影响冠状动脉和内脏器官的病理过程也会影响大脑。糖尿病和肥胖都会增加全身炎症反应。首先，许多全身性炎症介质（指的是机体受到感染、损伤或其他刺激的时候，分泌出来的一种产物，这些产物参与炎症反应过程），在特定条件下确实会穿过血脑屏障。其次，脂肪组织和胰腺释放的代谢介质，如瘦素、胰岛素和淀粉酶，在中枢神经系统（central nervous system，CNS）炎症反应和调节神经元健康方面具有额外的重要作用。

脂肪组织具有一系列神经内分泌功能。在代谢健康的人群中，脂肪因子的分泌是根据生理需要量身定制的。如果体内脂肪的平衡被破坏，脂肪细胞因子的分泌量便会减少，在这种状态下，炎症细胞因子的分泌水平较高，可能导致海马灰质体积减小。当炎症反应损害负责学习、记忆和认知的结构时，瘦素对神经认知的积极作用减弱。

与瘦素的情况一样，胰岛素功能减弱会影响胰岛素在大脑的促认知作用：胰岛素功能下降与语言流畅性下降、灰质体积降低和陈述性记忆障碍有关。与此同时，高胰岛素血症也会导致周围和中枢神经淀粉样变，类似于阿尔茨海默病和其他神经退行性疾病的神经病理学。这些病变可能激活中枢神经系统的炎症反应，进一步导致神经元死亡和淀粉样变形成。

总的来说，保持适当的体重，控制血糖，对于保持健康、预防老年期痴呆都有重要作用。

15. 学历高低与患阿尔茨海默病有关系吗？

有相当多的证据表明，受过高等教育的老年人患阿尔茨海默病的可能性较小。但受教育程度作为危险因素的影响效应尚不确定。有人认为接受过高等教育的人知识面广，工作能力强，进入老年后仍有较大的"保留知识"；另一方面，教育水平较高的人能较好地完成流行病学调查设计的试验，这可能在一定程度上反映了一种测量偏差，即受过更多教育或智力更高的老年人在认知测试中表现更好，这使得阿尔茨海默病更难被发现。

教育可能与更大的认知或神经元储备有关，这可以防止或减少神经退行性疾病的影响，最近的一项研究表明，教育与早期认知能力呈正相关，然后在青春期后期达到平稳期，此时大脑的可塑性达到最大，20岁以后教育的进一步收益相对较少，这表明教育提高了认知的整体水平，在出现临床意义之前，为认知能力下降留下了更多的"储备空间"。尽管阿尔茨海默病患者的整体表现相似，但患者的认知能力恶化因受教育程度而异。受过高等教育的患者表现出更大的抽象思维障碍，而受教育程度较低的患者表现出更大的记忆力下降和注意功能障碍。这证实了一些认知过程，如抽象思维在受过高等教育的患者中下降得更快，而与受教育程度较低的患者相比，其他认知过程似乎发展得更慢。在后一种情况下，受过高等教育的患者在诊断出阿尔茨海默病后仍可能受益于认知储备。

16. 颅脑外伤会导致阿尔茨海默病吗?

创伤性颅脑损伤（traumatic brain injury，TBI）在我国占全身创伤发生率的第 2 位，已达到每年 100～200 人／10 万，其中交通事故是首位原因，颅脑外伤的死残率高居所有外伤的第 1 位。针对创伤性颅脑损伤的诊治，人们主要集中精力于其急性期疾病的救治。但颅脑外伤可以引起多种后遗症并可导致神经退行性疾病。颅脑外伤与阿尔茨海默病的发生有关，多项研究表明，颅脑外伤可能增加阿尔茨海默病的发病风险，但是其潜在机制尚不清楚。

1928 年，美国新泽西一名叫哈里森·马特兰德的病理学家首次提到一种独特类型的痴呆症状。他发现经历反复头部击打的拳击手会出现如震颤、运动减缓、语言障碍、思维混乱等症状。当时他称之为"拳击醉态"Punch Drunk。此后，针对创伤性颅脑损伤患者的老年期痴呆症状进行了大量的流行病学研究，其中很多研究证实了脑外伤和老年期痴呆具有相关性。2000 年，一个名叫普拉斯曼的人报道了一项由 548 名头部外伤史的病例组和 1228 名正常人的对照组构成的研究，研究头部外伤患者患阿尔茨海默病及其他老年期类型痴呆的风险。结果表明，中重度脑外伤史是患者后期出现阿尔茨海默病的重要危险因素。2014 年，瑞典的学者发表了一篇由 811 622 人组成的一个全国性的队列研究，探讨创伤性脑损伤与早发性痴呆风险之间的关联，结果表明不同严重程度的创伤性颅脑损伤与非阿尔茨海默病形式的其他类型的早发性痴呆如慢性创伤性脑损伤、额颞叶痴呆、帕金森病等有强相关性。这也提示了创伤性脑损伤后神经退行性过程取决于脑外伤的严重程度，脑损伤部位、类型，个体基因易感性，基础健康状况，生活方式，生活环境等多方面的因素。尽管如此，创伤性脑损伤是造成包括老年期痴呆症状的最大的环境因素。

17. 睡眠不好与患阿尔茨海默病风险增加有关吗?

睡眠质量与阿尔茨海默病可能存在非常大的关联，也可能影响阿尔茨海默病的病理发展，睡眠在处理和储存记忆方面起着至关重要的作用。当我们醒着的时候，大脑会把新形成的记忆储存起来；而当我们睡着的时候，大脑会通过大量的数据返回，把重要的记忆转移到长期记忆"存储器"中。近几年研究发现，60% 的阿尔茨海默病患者至少有一种严重的睡眠障碍，包括失眠、睡眠质量差、白天嗜睡和昼夜节律紊乱。越来越多的证据表明，多达 50%~80% 的阿尔茨海默病风险增加与睡眠障碍有关。

研究发现，当人体进入深度睡眠时，大脑中的血流量会减少、血流速会减慢、脑脊液会增多，脑脊液的流动有助于带走大脑中的代谢废物，包括 β-淀粉样蛋白。血流量减少，脑脊液带走代谢废物的空间就越大。脑脊液进入大脑的前几秒，会出现一阵只在深度睡眠时才有的脑电慢波，而深度睡眠时慢波减少与 β-淀粉样蛋白的增多显著相关。而阿尔茨海默病患者的这些脑电生理慢波较少，就限制了大脑清除相关毒素的能力。

睡眠质量差和睡眠时间短与老年人 β-淀粉样蛋白积累增加、认知能力下降和阿尔茨海默病风险增加有关。类似的结果也出现在中年人身上，客观报告显示，过长或过短的睡眠时间和睡眠质量差与较差的认知功能有关。最近的证据表明，慢波睡眠的中断尤其会增加 β-淀粉样蛋白水平。随着年龄的增长，慢波睡眠也普遍减少。此外，睡眠障碍的患病率会随着年龄的增长而增加。综上所述，目前的研究结果表明睡眠不好与患阿尔茨海默病有相关性，但需要更多的研究来了解睡眠和患该疾病风险之间的关系。

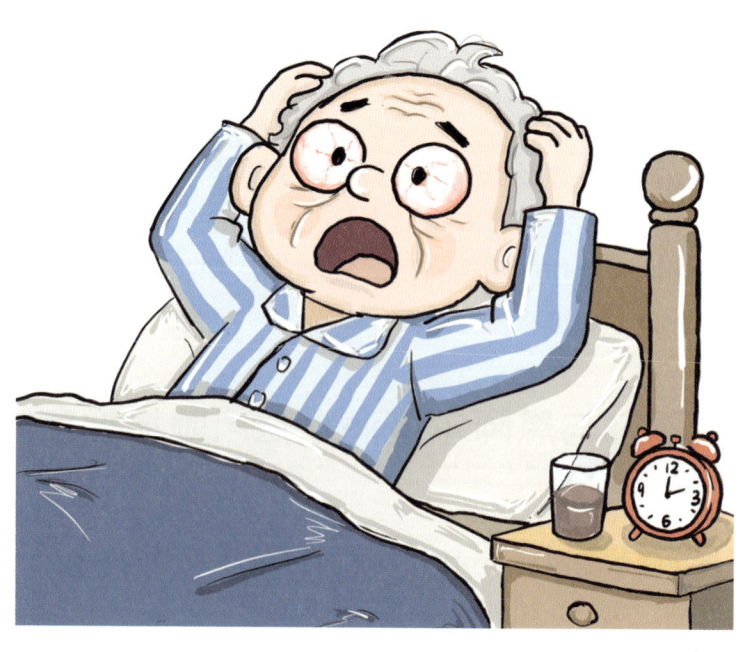

18. 阿尔茨海默病患者的人格和精神行为会发生变化吗?

在早期,约有超过一半的阿尔茨海默病患者会出现情绪不稳定、焦虑、抑郁和敏感多疑、易激动等表现。患者在疾病早期还可出现人格改变,变得缺乏主动性、活动性减少、孤独、自私、对周围环境兴趣减少、对周围人较为冷漠,甚至对亲人漠不关心。

随着病情进展,进入中度阿尔茨海默病阶段,患者的精神行为症状会更加突出,情绪波动不稳,并可能出现妄想和幻觉。最常见的妄想是被窃妄想,其次是嫉妒妄想,如因找不到自己放置的物品而怀疑被他人偷窃,或因强烈的嫉妒心而怀疑配偶不忠。幻觉以视幻觉多见。睡眠障碍表现为部分患者白天嗜睡,夜间不宁。患者出现行为紊乱,常拾捡垃圾、乱拿他人之物,亦可表现为本能活动亢进,当众裸体,有时出现攻击行为。

病情进一步进展,进入重度阿尔茨海默病阶段,患者活动逐渐减少,并逐渐丧失行走能力,甚至不能站立,最终只能终日卧床,大小便失禁。

19. 长期压力会导致老年期痴呆吗?

长期压力与老年期痴呆之间的关系是神经科学领域的研究热点。尽管目前没有确凿的证据表明长期压力直接导致老年期痴呆,但多项研究提示压力可能与老年期痴呆的发展有关。

(1)压力与大脑的相互作用。

压力是通过激活身体的应激反应来应对挑战或威胁的自然机制。这种反应通常涉及肾上腺素、皮质醇等激素的释放,这些激素能够迅速提高警觉性并准备让身体进行"战斗或逃跑"。然而,长期的压力会导致这些激素水平持续升高,可能对大脑结构和功能产生不利影响。

(2)慢性压力的潜在影响。

大脑结构变化:长期压力可能导致大脑中与学习和记忆相关的海马体萎缩。

神经递质改变:压力可以影响神经递质的平衡,如血清素和多巴胺,这些递质对于情绪调节和认知功能至关重要。

炎症反应：长期压力还可能增加体内的炎症水平，炎症是老年期痴呆发展的一个关键因素。

氧化应激：压力还可能导致氧化应激，这与细胞损伤和大脑老化有关。

（3）压力与老年期痴呆的关联机制。

β-淀粉样蛋白积累：长期压力可能与大脑中 β-淀粉样蛋白的积累有关，这是老年期痴呆的一个标志性特征。

Tau 蛋白磷酸化：压力还可能影响 Tau 蛋白的磷酸化，这种蛋白的异常磷酸化与神经纤维缠结的形成有关。

血管损伤：压力还可能导致血管损伤，影响大脑的血液供应，进而影响认知功能。

综上所述，虽然长期压力可能与老年期痴呆的发展有关，但这种关系是复杂的，并且受多种因素的影响。为了降低患病风险，建议采取积极的生活方式和压力管理策略。同时，需要更多的研究来阐明压力与老年期痴呆之间的确切联系，以及如何通过干预措施来预防或减缓疾病的发展。

20. 如何区别老年期痴呆与老年期抑郁症？

抑郁症与老年期痴呆均是老年人的高发性疾病，二者都是属于神志异常的精神类疾病。在部分老年期痴呆患者早期，可能出现抑郁，而到了中、晚期，才会露出痴呆的"庐山真面目"，因此鉴别老年期痴呆与老年期抑郁症尤为重要。

首先，两者概念不同。抑郁多在精神因素的刺激下呈持续或间歇性发作，无智力、人格、情感方面的变化，病机方面多集中在心、肝、脾等脏腑，以肝郁气滞、心神失养为要点。老年期痴呆，为心神失常症状不能自行缓解，并伴有明显的记忆力、计算力减退甚至人格情感的变化，病机为肾虚髓亏为本，痰瘀阻滞为标，病位在脑，与心、脾、肾关系密切，主要症状为认知功能障碍，多由肾虚、痰浊、瘀血引起。

其次，在发病过程。老年期抑郁症一般发病较急，往往是一些不顺心的事或者其他的情绪刺激导致疾病突然发作。抑郁源于肝郁不舒导致心神失养，病情多与肾无关。而老年期痴呆发病较为缓慢，在病因日积月累的影响下，

老年期痴呆的中医药防治百问

肾精渐渐亏虚，不能充养大脑，导致髓海不足，病情呈进行性加重。因此经常陪伴在老人身边的亲属可以通过发病过程对疾病进行初步的鉴别。

最后，可通过老年人定向力障碍程度进行判断。老年期痴呆病人定向力下降，表现为走在大街上会失去方向感，甚至常常出现迷路、走失等情况，而抑郁症很少发生这种情况。同时，二者在健忘的症状表现上也有所区别。抑郁症出现的健忘，通过适当的提醒可恢复记忆力，但老年期痴呆病人经提醒之后仍然不记前事，甚至答非所问。这是由于抑郁的健忘是心不在焉，症状只是表象，而老年期痴呆的健忘是肾虚髓亏，属于根本问题。

通过以上几个方面对老年期痴呆与老年期抑郁症进行鉴别，采取及时有效的治疗、防治、生活调养等针对措施，在病情方面给予更多的关注，了解更多疾病相关知识，才能有效避免病情加重，防止患者出现疾病不可逆转的情况。

21. 新冠会增加老年期痴呆风险吗？

新冠病毒患者的临床表现主要是呼吸道症状和神经系统症状，神经系统症状包括嗅觉和味觉减退、癫痫、认知能力下降、谵妄等。虽然有研究报道，新冠病毒感染可能导致大脑体积缩小和认知能力下降，但是研究病例多为早期的重症患者，无法确定轻症和无症状的感染者是否会导致同样的结果。

著名刊物《柳叶刀》的子刊发现，感染新冠 2 年后，阿尔茨海默病、脑雾和癫痫风险增加。美国最新研究表明，老年人感染新冠后一年内，患老年期痴呆的风险高出 50%～80%。多项研究表明，反复或严重的病毒感染如流感、疱疹病毒、新冠等，患老年期痴呆风险增加 2 倍。如果一个人在早年和中年曾因病毒感染接受住院治疗，其晚年患阿尔茨海默病和帕金森病的风险将增加。其中，40 岁以前曾在医院接受过多次感染治疗的人群患病风险最高，患阿尔茨海默病风险增加高达 2 倍，患帕金森病风险增加 40% 以上。

22. 听力下降会造成老年期痴呆吗？

听力损失与老年期痴呆之间有着密切的联系，听力越差的人，患老年期痴呆的风险越高。根据世界卫生组织调查数据显示，轻度、中度、重度听力损失的老人，其老年期痴呆的患病率分别是听力正常老人的 2 倍、3 倍和 5 倍。听力损失导致老年期痴呆发生的原因包括以下几个方面：

1）言语沟通障碍。老年性听力损失会直接导致聆听困难，进而产生沟通障碍，使老年人交流和表达的欲望下降，言语表达能力的下降，与家人之间的沟通变少。

2）情绪改变及社会交流障碍。在沟通障碍的基础上，老年性听力损失会导致老年人社会孤立、心情低落、孤独感，产生一系列抑郁情绪等心理问题。

3）安全及健康隐患。老年性听力损失是老年人体质脆弱的独立危险因素，主要表现为无意识的体重下降、自我感觉疲惫、虚弱、步行速度减慢和体力活动减少；进一步导致老年人行走缓慢、步态不稳、摔倒增加以及反应性、警觉性下降，使住院率和死亡率升高。

4）会导致认知功能障碍。2017 年和 2020 年《柳叶刀》阿尔茨海默病委员会将听力损失确定为阿尔茨海默病的最大可调整风险因素，预计如果消除听力损失，阿尔茨海默病患病率将降低 8%。

在发现听力损失后也不用过于担心，早干预，早治疗。有研究发现，与未发生听力损失的参与者相比，发生听力损失且未佩戴助听器的参与者，患老年期痴呆的风险要高出 42%，而发生听力损失但佩戴助听器的参与者老年期痴呆的发生风险并未增加。结果表明，老年人使用助听器可以有效避免认知功能下降。佩戴助听器后，确保了持续的聆听能力，使得大脑皮层各中枢保持有效的活跃性，减缓老年期痴呆的发生。除了进行听力干预、改善听力、保持乐观的心态、健康饮食、加强锻炼等都对预防老年期痴呆有一定的作用。

23. 病毒感染会导致老年期痴呆吗？

病毒感染与老年期痴呆之间存在关联。

美国国立卫生研究院（National Institutes of Health，NIH）科学家的最新研究显示，常见病毒感染可能对人类大脑健康产生深远影响，从流感病毒到水痘-带状疱疹病毒，再到单纯疱疹病毒，数十种不同的病毒暴露/接触与宿主数年后患阿尔茨海默病和其他脑部疾病风险升高之间存在关联。

有文献表明，疱疹病毒感染者，患老年期痴呆的概率更大，而且死亡率也更高。造成老年期痴呆的病毒，即单纯疱疹病毒 1 型（Herpes Simplex Virus

Type 1，HSV1），通常被人们熟知的症状是唇部疱疹。大多数人会在婴儿期受到感染，病毒随后在周围神经系统（脑神经和脊髓神经以外的神经系统）中保持休眠状态。有时如果压力大，病毒就会被激活，有些人就会出现唇部疱疹。1991 年发现，许多老年人的大脑中也有这种病毒。1997 年又证明，脑中携带载脂蛋白 4（APOE4）基因的人患有老年期痴呆的可能性会更大。当出现压力过大，免疫系统减弱，或是受其他微生物感染诱发脑炎时，疱疹病毒就被重新激活，甚至反复活跃，从而不断累积损伤。脑内有单纯疱疹 1 型病毒的载脂蛋白 4 基因携带者，患老年期痴呆的几率是非病毒及基因携带者的 12 倍。研究发现，细胞感染单纯疱疹 1 型病毒会导致 β-淀粉样蛋白和异常的 Tau 蛋白积累，而这些蛋白在大脑中积累就是老年期痴呆的特征。

此外，有 56% 的艾滋病（HIV）感染者，到最后都会发展成为老年期痴呆患者。

值得注意的是，所有研究只能说明病毒感染和老年期痴呆有联系，但并不能证明病毒感染就是老年期痴呆的真正病因。两者存在相关性，但不能说明是因果关系。

24. 为什么说阿尔茨海默病本质上并非大脑疾病，而是自身免疫疾病？

当前主流观点认为阿尔茨海默病发病的具体原因是 β-淀粉样蛋白、Tau 蛋白沉积造成神经元大量死亡。

免疫系统存在于我们身体的每个器官中，它们协调工作，帮助修复损伤并保护免受外来入侵者的侵害。当你受伤时，免疫系统会帮助修复受损组织。当你经历病毒或细菌感染时，免疫系统会帮助对抗这些入侵者。大脑中也同样如此，当头部遭受创伤时，大脑的免疫系统会启动修复。当大脑中出现细菌或病毒感染时，免疫系统也同样会奋起反击。

来自多伦多综合医院的研究团队认为，β-淀粉样蛋白不是一种异常产生的蛋白质，而是一种正常存在的物质，是大脑免疫系统的一部分。当发生大脑损伤或被细菌感染时，β-淀粉样蛋白是大脑综合免疫反应的关键因素。由于构成细菌细胞膜的脂质分子和脑细胞膜的脂质分子具有高度相似性，β-淀粉样蛋白无法区分谁是入侵细菌谁是大脑细胞，其会对大脑细胞进行错误攻击。这种错误攻击导致脑细胞功能的慢性进行性丧失，最终导致阿尔茨海默病。β-淀粉样蛋白有助于保护和增强免疫系统，但不幸的是，β-淀粉样蛋白同时还在自身免疫中发挥核心作用，因此导致了阿尔茨海默病的发展。而这一切都是因为我们身体的免疫系统无法区分入侵的细菌和脑细胞。

因此，研究团队认为，阿尔茨海默病本质上是免疫系统对本应该保护的大脑进行了错误的攻击而导致的一种自身免疫疾病。

25. 还有哪些因素容易导致老年期痴呆？

《柳叶刀》上发表的"老年期痴呆预防、干预和护理"特别报告中提出了 12 个诱发老年期痴呆的危险因素，分别为受教育程度低、高血压、听力障碍、吸烟、肥胖、抑郁、缺乏运动、糖尿病、低社交、过量饮酒、脑外伤、空气污染。幸运的是，这 12 种危险因素具有可控性，如果能提前着手控制，可以避免全球 40% 的老年期痴呆发生。

1）受教育程度低：早期获得较高的教育水平，以及终身受教育程度较高的人，可增加自身的"认知储备"，从而能降低罹患老年期痴呆的风险。

2）高血压：中年时期持续性的高血压可增加晚年患老年期痴呆的风险。在平均年龄为 45 ~ 61 岁的人群中，与没有高血压的人相比，高血压患者（收缩压为 130mmHg 或更高）罹患老年期痴呆的风险更高，即使他们没有心血管疾病。

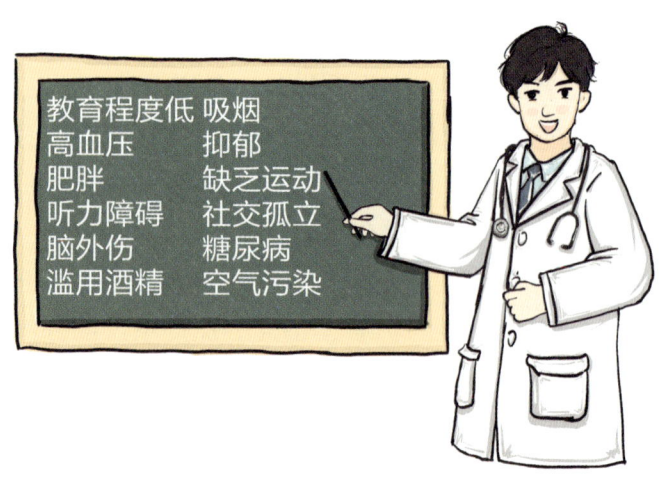

3）肥胖：越来越多证据证明，BMI（身体质量指数，国际上用于衡量人体肥胖程度的重要指标）与老年期痴呆有关，BMI ≥ 30 的人患老年期痴呆风险更高，而适当减重不仅能改善记忆力，或许还具有预防老年期痴呆的作用。

4）听力障碍：多项研究表明老年期痴呆与听力受损有关，因为听力下降可能会减少认知刺激，从而令认知能力下降，最终诱发老年期痴呆，而佩戴助听器，则可降低罹患老年期痴呆的风险。

5）脑外伤：脑外伤通常因运动、跌倒、军事活动等引起，多项研究显示，脑外伤可增加罹患老年期痴呆的风险，而且脑外伤严重程度越高，患老年期痴呆的风险越高。

6）酗酒：大量饮酒易致大脑右侧海马体萎缩，更容易诱发老年期痴呆。酗酒与老年期痴呆的这种关系在 65 岁以下的患者人群中表现得尤为明显。

7）吸烟：与不抽烟的人相比，吸烟的人患老年期痴呆的风险更高。此外，二手烟也有可能是诱发老年期痴呆的"罪魁祸首"。尽管这种研究文献较少，但有研究显示，人体记忆退化与暴露在二手烟环境中具有较大关系。数据显示，目前世界范围内预估有 35% 的非吸烟成年人和 40% 的儿童暴露于二手烟中。

8）抑郁：抑郁症经过多种心理或生理机制，可发展为老年期痴呆；反过来，老年期痴呆经过各种神经病理作用，也会诱发抑郁症。抑郁症与老年期痴呆的发生有关，即使使用抗抑郁药也无法降低这种风险。

9）缺乏运动：一项持续了 25 年的随访调研显示，每周至少进行一次中度至强度的运动，可减少老年期痴呆的发生。

10）社交孤立：多项研究表明，社交孤立可增加罹患老年期痴呆的风险。保持良好的社交可增加自身的认知储备，对人体而言具有保护作用。日本一项历经 10 年的随访调查显示，与社交较为孤立的人相比，那些常与家人交流、与朋友接触、参加社区活动、从事有偿工作的人，患老年期痴呆的风险要低 46%。

11）糖尿病：2 型糖尿病是老年期痴呆的明确危险因素，糖尿病持续时间越长、病情严重程度越高，患老年期痴呆的风险越高，但尚不清楚是否有任何特定的药物可改善这种风险，强化糖尿病控制无法降低患老年期痴呆的风险。

12）空气污染：暴露于 $PM_{2.5}$、二氧化氮、一氧化碳等环境中，与老年期痴呆发病率的增加有关。动物模型研究显示，空气中的颗粒污染物可通过心脑血管、β-淀粉样蛋白沉积以及淀粉样前体蛋白加工来加速神经变性。

26. 高血压是否是老年期痴呆的合并症？

高血压是老年人最常见的慢性疾病。我国 2012—2015 年调查数据显示，年龄 60 岁以上的老年人高血压患病率为 53.24%，80 岁以上的人患病率达 60.27%。高血压不仅是我国脑卒中发生的首要原因，也是老年期痴呆的危险因素。随着老龄化加剧，我国出现老年性疾病人群增多，有研究表明，年龄在超 65 岁人群中，大约有 5%～15% 病患合并出现老年期痴呆病症，而高血压是老年期痴呆的常见合并症之一。老年高血压将会引发患者出现脑萎缩、脑卒中情况，进而出现认知功能障碍问题。老年高血压相关的认知障碍主要表现在处理速度和执行功能受损，也有研究发现老年高血压患者的记忆力、运动速度、注意力等认知域会出现不同程度损害，并且与高血压严重程度密切相关。

多项研究表明，高血压可能增加患老年期痴呆的风险，尤其是对于高血压未得到有效控制的患者。因此，对于高血压患者来说，控制血压水平是预防老年期痴呆的重要措施之一。此外，对于已经患有老年期痴呆的人，控制高血压也可能有助于减缓老年期痴呆的发展速度。《欧洲心脏杂志》上的一项全球性研究提供了迄今为止最有力的证据，证实了晚年积极降低血压可以有效降低老年期痴呆风险。这项研究共纳入了来自全球 20 个国家的 28 008 人，他们的平均年龄为 69 岁且有高血压病史。中位随访时间为 4.3 年，结果显示积极治疗组平均降压 10/4mmHg，且与安慰剂相比，积极降压组的痴呆风险下降了 13%。这项研究通过对 5 项开创性的相关随机双盲安慰剂对照试验进行荟萃分析，为降压治疗能够降低老年期痴呆风险的获益提供了有力的证据支持。结果表明，无论使用哪种治疗方法，血压的降低与老年期痴呆风险降低之间存在广泛的线性关系。

老年合并认知障碍者日常生活能力减退，伴有脑梗死、脑出血、骨折等疾病的共病风险增加，致残、致死率高，全球医疗支出高达 6 040 亿美元。对老年认知障碍进行早期筛查，发现其潜在的、可改变的病因，危险因素和综合干预，对于延缓认知障碍的进展、防治老年期痴呆十分重要。因此，对于患有高血压和老年期痴呆的人，医生通常会建议通过药物治疗、饮食调整和锻炼等方法来控制血压水平，以降低患老年期痴呆的风险并改善症状。高血压合并老年期痴呆患者应用综合护理联合认知康复训练，可以显著改善患者的血压水平、认知障碍程度，并能够有效提升其生活质量，可起到良好的护理干预作用。

27. 阿尔茨海默病有可能成为流行病吗？

近年来，我国老龄化程度加剧。根据国家统计局发布的数据，截至 2019 年末，65 岁及以上人口数量已达到 1.76 亿，占总人口比重达到 12.6%。按照联合国的标准（7%），我国早已步入老龄化社会。阿尔茨海默病的发病率与年龄高度相关，目前我国 65 岁以上老年人群的发病率约为 3.21%，预计有超过 700 万患者。阿尔茨海默病的发病率随年龄增长而上升，80 岁以上人群高达 30% 左右。

首都医科大学宣武医院神经内科贾建平教授领衔的团队在《柳叶刀-公共卫生》发表论文，对中国 60 岁以上成人老年期痴呆和轻度认知障碍的患病、危险因素和管理现状进行了全面研究。这项横断面研究在 2015 年 3 月 10 日—2018 年 12 月 26 日期间，在 12 个省市中随机选择了 96 个地点，抽样纳入了 46 011 名 60 岁及以上的老年人。受试者提供了包括生活方式、疾病史、用药情况、家族史等信息，并接受了专业神经心理学测试。

数据表明，在中国，老年期痴呆（阿尔茨海默病、血管性痴呆症和其他痴呆症）和轻度认知障碍的患病率都非常之高。60 岁及以上的老年人中，经年龄和性别调整的老年期痴呆患病率约为 6.0%，阿尔茨海默病患病率为 3.9%，血管性痴呆的患病率为 1.6%，其他类型痴呆患病率为 0.5%。这就等于，在中国 60 岁及以上的老年人中，有 1 507 万人患有老年期痴呆，983 万患有阿尔茨海默病，392 万患有血管性痴呆，132 万患有其他类型痴呆。中国不同地区的患病率各不相同，中国北部、南部和西部的患病率分别是 6.3%、4.7% 和 7.5%。轻度认知障碍的整体患病率约为 15.5%，这意味着中国有 3 877 万患者。

我国的阿尔茨海默病发病率呈逐年上升的趋势。根据国家卫生健康委员会公布的数据，目前我国 60 岁以上阿尔茨海默病患者已达到 1 500 万以上。不仅如此，在我国居民的主要死因顺位中，阿尔茨海默病已经从 1990 年的第

10 位上升至 2019 年的第 5 位，仅次于脑卒中、缺血性心脏病、慢性阻塞性肺疾病等重大慢性疾病。现如今，每 3 秒钟，世界上就会新增 1 位阿尔茨海默病患者。据统计，目前全中国约有 1 507 万阿尔茨海默病患者。更可怕的是，到 2050 年这一数字将增长到 2 898 万。在这个庞大的数字背后，是每个家庭的困境。

28. 患上阿尔茨海默病后就会死亡吗？

阿尔茨海默病并不是一种马上致死的疾病，从发病到死亡大概有 10 年的生存期限。这种病症是分阶段的，一般来说，阿尔茨海默病分为三个阶段。

第一阶段大概 3 年左右，他们的记忆会出现混乱、情感比较淡漠、不过正常的行走能力还是有的。

第二阶段会持续第 2 ~ 10 年，这阶段的患者比较难受，他们会出现明显的失语情况，不能清楚地表达自己，有时候还会失禁，生活不可以自理，运动系统也会出现障碍，记忆力下降得更快了。

第三阶段第 8 ~ 10 年，通常老人到了这个年纪会有比较多的问题出现，例如，认知记忆严重障碍、身体各系统器官出现严重衰竭。

阿尔茨海默病后期会死亡，但是死亡原因多不是疾病本身，而是后期出现的感染等各种并发症，包括：锥体束受累及后出现吞咽困难，常常发生呛吸而致肺部感染、窒息，严重的营养不良，长期卧床后出现的皮肤压疮，感染引起的多系统感染综合征，钙质流失易发生骨折，卧床后下肢静脉血栓形成引起的血栓栓塞性疾病等。

阿尔茨海默病患者的生存周期通常为 8 ~ 10 年，部分患者可以达到 15 年以上。但如果得不到积极治疗，阿尔茨海默病患者往往几年就会发展为重度病症。如果采取有效治疗，患者大概七八年后才会出现完全失忆、不会说话、不会走路、大小便失禁等症状，能够大大改善患者及家属的生活质量。

29. "世界阿尔茨海默病日"是哪一天？有何来历？

"世界阿尔茨海默病日"是每年的 9 月 21 日。1906 年德国神经病理学家阿尔茨海默首次报告了一例具有进行性痴呆表现的 51 岁女性患者，1910 年这种病被命名为阿尔茨海默病。"世界阿尔茨海默病日"是由国际阿尔茨海默病协会（Alzheimer's Disease International，ADI）创立，于 1994 年在英国爱丁堡第十次会议上将 9 月 21 日设立为"世界阿尔茨海默病日"。"世界阿尔茨海默病日"又称世界老年痴呆日、国际失智症日。在这一天，全世界 60 多个国家和地区都将组织一系列宣传活动，旨在提高人们对该病的关注和寻求更佳的治疗方法。国际阿尔茨海默协会将每年 9 月作为阿尔茨海默病月，并将每年的 9 月 21 日定为"世界阿尔茨海默病日"，9 月 17 日是"中国老年性痴呆宣传日"，旨在联合全世界开展阿尔茨海默病的宣传活动，加强公众对于该病的认识，从而更好预防阿尔茨海默病的发生，改善患者预后。

阿尔茨海默病，多发生于中年或老年的早期，症状是短期记忆丧失，认识能力退化，逐渐变得呆傻，甚至生活完全不能自理。目前中国有阿尔茨海默病患者 500 多万，占世界总病例数的四分之一，而且每年平均有 30 万新发病例。阿尔茨海默病患者女性多于男性，60 岁以上妇女患阿尔茨海默病，通常是相匹配男性的 2 到 3 倍。每年在全世界的许多国家和地区都要举办这个宣传日活动，让全社会都了解阿尔茨海默病的预防是非常重要的，应当引起足够的重视。

2001 年 9 月 21 日，我国首次举办"世界老年性痴呆病宣传日"，主题为："诊断痴呆：有效帮助的第一步。"

2002 年主题为："衰老还是疾病，正确认识老年痴呆。"

2003 年主题为："携手互助，直面老年性痴呆。"

2004 年主题为："关注痴呆，刻不容缓。"

2005 年主题为："行动改变未来。"

2006 年主题为："关爱健康、防治痴呆。"

2007 年主题为："正确认识老年期痴呆"，"关爱老年人、防治痴呆病"。

2008 年主题为："早期诊断，有效干预。"

2009 年主题为："诊断痴呆，早行动。"

2010 年主题为："痴呆，我们可以战胜它。"

2011 年主题为："认识痴呆，努力防治。"

2012 年主题为："痴呆，是疾病不是衰老！"

2013 年主题为："防治痴呆，关爱相伴。"

2014 年主题为："减少风险，预防痴呆。"

2015 年主题为："记忆与爱同行。"

2016 年主题为："关注记忆，关爱老人。"

2017 年主题为："记得我爱你。"

2018 年主题为："记忆 3 秒钟。"

2019 年主题为："防治痴呆，你我同行。"

2020 年主题为："从容面对，用爱照护。"

2021 年主题为："知己知彼，早诊早智。"

2022 年主题为："知彼知己，早防早智。"

2023 年主题为："立防立治，无问早晚。"

2024 年主题为："即刻行动，点亮记忆之光。"

（郑敏华、徐翔、石晶晶、陈云波）

第二章
老年期痴呆的中医
诊断和治疗

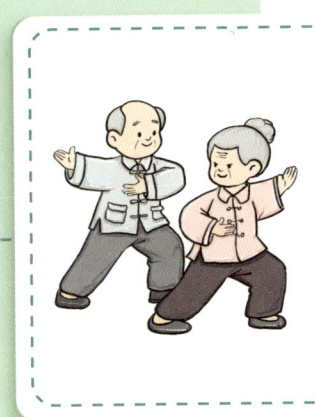

30. 老年期痴呆中医辨证分型有哪些？

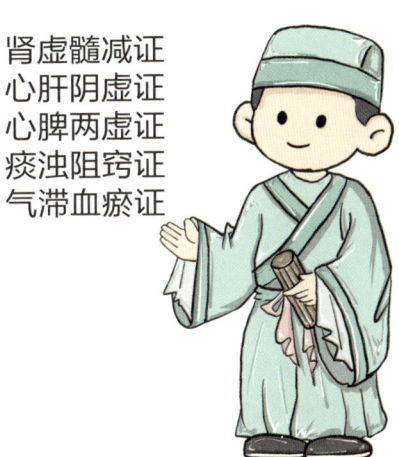

肾虚髓减证
心肝阴虚证
心脾两虚证
痰浊阻窍证
气滞血瘀证

众所周知，老年期痴呆在临床上大致分为阿尔茨海默病、血管性痴呆、混合型痴呆、前额叶痴呆以及其他类型痴呆。其实在中医领域，痴呆一词作为医学词汇，大约是明代借由通俗语言而来，并且中医古籍中有关痴呆的专论也较少。直到明·张介宾所著《景岳全书》中，首次对痴呆进行了重点论述。辨证论治是中医治疗疾病的特点之一，辨证是治疗的前提，是在中医理论指导下对疾病进行的概括总结。后世医家为了更好地挖掘中医药治疗老年期痴呆方法，尽管在专属病名记载较少的情况下，仍根据中医古籍中治疗"健忘""善忘""呆病"等理论医案中，总结出以下5种辨证分型：

（1）肾虚髓减证。

主要症状：智能减退，腰膝酸软，倦怠思卧。次要症状：表情呆板，思维迟钝，善惊易恐，脑转耳鸣，面颊潮红，小便失禁，大便自遗。偏肾阴虚者，舌红少苔，脉细数；偏肾阳虚者，舌淡，苔薄，脉沉细。这个证型是老年期痴呆最为常见的类型，中医称脑为"髓海"，而肾藏精主骨生髓，老年人身体渐渐衰老，因此肾精不足自然导致髓海不足，脑失所养，进而引发痴呆。

（2）心肝阴虚证。

主要症状：智能减退，喜怒不定，心悸。次要症状：烦躁不安，两目昏花，四肢抽搐，睡眠差，耳鸣耳聋，舌红少苔，脉弦细数。此证型为心阴虚与肝阴虚的综合证型。古籍中有一著名理论为"阳常有余，阴常不足"，尤其是老年人，常常出现阴虚的相关病症。心阴虚，产生虚火扰乱心神，由此引发呆傻愚笨、心神不宁等症状。而肝阴虚可引起肝阳上亢，风阳扰乱头目清窍，进一步加重病情。

（3）心脾两虚证。

主要症状：智能减退，面色㿠白，体倦思卧。次要症状：神情淡漠，郁郁寡欢，心悸，气短乏力，面色黄，胃口不佳，舌淡苔薄白，脉细弱。脾胃是气血生化之源，脾虚会直接导致气血生成的不足，心神失去气血的滋养，心神散乱，就会失去思考的能力，而气血亏虚也会造成大脑的供养不足，由此引发痴呆疾病，这也充分说明了"百病皆从脾胃衰而生"。

（4）痰浊阻窍证。

主要症状：智能减退，头重如裹，纳呆腹胀，痰多吐涎。次要症状：神情呆板，沉默多言，形体肥胖，动作迟缓，肢体困重，恶心欲呕，舌胖大，苔白腻，脉滑。痰邪是人体水液代谢障碍所形成的病理产物，中医理论中有有形之痰与无形之痰之分。痰邪形成的原因有很多，如久居湿地、情绪不佳、饮食不节等，均可导致脏腑功能失常，水液代谢障碍而形成。痰浊为病，容易蒙蔽清窍，扰乱心神，轻者可出现眩晕、精神不振，重者可出现神志痴呆、记忆力减退、善忘等病症。

（5）气滞血瘀证。

主要症状：智能减退，头痛如刺，口唇爪甲青紫。次要症状：神情呆默，郁郁寡欢，或躁动不安，语言错乱，口齿不清，皮肤干燥，心悸失眠，舌质紫暗或夹瘀斑瘀点，舌下脉络紫暗，脉沉迟或涩。古人云"瘀血在上令人善忘，瘀血在下令人发狂"，瘀血作为中医病因学中常见的病理产物，被称为"恶血""衃血""败血"。瘀血阻于脑络，脑络不通，气血不畅，轻者可出现记忆力减退、善忘痴呆，重者可出现突然昏倒，不省人事，半身不遂等中风病症。

31. 中医辨证分型对老年期痴呆患者有什么意义？

辨证是论治的前提，即是对中医治疗起指导作用。"证"是中医领域的专有名词，是疾病过程中某一阶段的病理概括，由一组相对固定、有内在联系的、能揭示疾病某一阶段或某一类型病变本质的症状表现和体征构成。因此辨别疾病的证型就是对疾病发病机制的高度总结，如疾病发生的部位、原因、性质等等，故中医学将其作为确定治法、处方用药的依据。

任何疾病都有相对固定的发病原因、发病机制以及发病趋势，老年期痴呆也不例外。例如，老年期痴呆肾虚髓减证，这一证型揭露的是肾虚不足，不能填精益髓导致髓海空虚，脑部失养。中医认为脑为"髓海"，主要由肾精所供养，肾精充足，髓海得养，则大脑的功能正常，人就有正常的思维，并具备分析、思考、学习、记忆等能力。所以若判断为老年期痴呆患者属于该证型，就可以根据证型确定填精益髓、补肾养脑的治疗方法，常用熟地黄、鹿角胶、紫河车等中药补髓填精。同时，肾虚有时也有肾阴虚、肾阳虚之分，肾阴虚可采用枸杞子、女贞子、制何首乌等中药补肾养阴，肾阳虚可采用巴戟天、淫羊藿、肉苁蓉以补肾温阳。除此之外，对于平时患者的养生保健也有一定的指导意义，如平时可以多食用核桃、黑芝麻等食物，保证充足的睡眠等。对于心肝阴虚证、心脾两虚证，分别可采用滋阴养血、补脾养心的治疗方法。中医认为心藏神，是五脏六腑之大主，解释就是一切的神志活动都是由心所发，具有统领的作用，而脑则是神志思维活动的执行器官。这两个证型的共同特征便是心神失养，失去统领神志活动的功能，直接导致智力减退、情绪失控、喜怒无常、沉默痴呆、记忆力减退等具有明显症状的老年期痴呆的发生。因此无论滋养肝血，或者补脾益气，最终目的都是气血充足供养心神，使统领神志的功能正常，疾病便得到了治疗。以上三种证型是老年期痴呆的常见证型，老年人随着身体功能的逐渐衰退，必然会出现相应的体虚表现，肝肾阴虚、脾胃虚弱等症状随着年龄的增长，也会逐渐加重。同时，在年老体虚的基础上，也会伴有痰饮、瘀血等病理产物的出现，加重疾病发展，甚至有时也成为了发病的主要原因。所以针对这种情况，中医总结出痰浊阻窍证、气滞血瘀证两种证型，豁痰开窍、理气活血化瘀，即是两种证型的治疗方法。

总而言之，只有确定辨证分型，才能进一步制定相应的治疗方法，在治疗原则与方法的指导下，选择正确的处方药物进行治疗，最终达到治疗疾病的目的。

32. 中医治疗老年期痴呆前需要望闻问切吗？

诊断辨证是治疗的前提，那么如何对老年期痴呆进行诊断辨证呢？这就

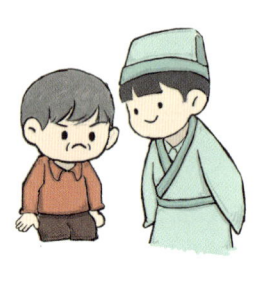
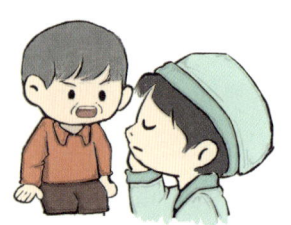
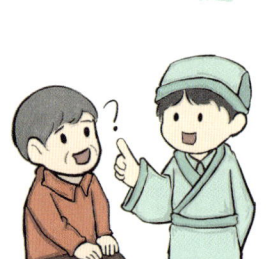
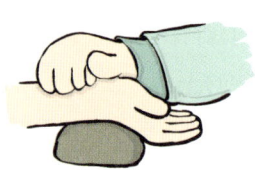

需要依靠望闻问切。望诊、闻诊、问诊、切诊被称为中医四诊。望诊就是对患者神、色、形、态、五官、舌象等进行有目的的观察，全面了解病情，推测内在机体所发生的改变，如老年期痴呆患者面色晦暗、枯槁无光泽，可能与肾精不足有关，若面色萎黄，则可初步判断患者可能存在脾胃虚弱的情况。在此之中观察舌象，是中医诊断疾病的重要参考指标。舌象的变化可以客观地反映身体气虚或者气盛、疾病的严重程度、体寒、体热或者是否存在痰浊瘀血等病理产物。若观察老年期痴呆患者舌苔厚腻，可知与痰浊阻窍有关；如出现舌色红并且伴有舌苔少甚至没有舌苔的情况，可知与心肝阴虚或肝肾阴虚有关。闻诊，是从患者语言、呼吸等声音来辨别内在的病情。若听闻老年期痴呆患者语言声音低弱无力，可知患者体虚体弱的程度较大，治疗或者平时养生应侧重补益身体。问诊，是通过对患者或者其家属的询问，得知患者平时的健康状态、发病原因、病情经过以及平时的自觉症状。问诊是获取症状信息的主要来源，医生与老年期痴呆患者本人或家属应进行详细的沟通，如平时吃饭情况怎么样、胃口好不好就能了解患者脾胃的功能情况，例如，家属反映患者平时经常痰多、疲倦嗜睡，可怀疑患者与痰浊阻窍证密切相关。切诊，主要是指医生通过切脉的方法来判断病情，是中医最为经典的诊断疾病的方式，意义也最为重要，需要医生具备丰富的理论知识与长期的临床实践才可以灵活应用。因此，利用中医方法在治疗老年期痴呆前必须经过望闻问切，四诊合参，才可以对患者病情做出准确的判断，以便进行更精准的治疗。

33. 老年期痴呆的中医辨证要点是什么？

老年期痴呆是一种常见的慢性器质性脑部疾病所致的综合征。其特征为在神志清楚的情况下，出现智能减退、行为及性格改变，影响工作生活，并随着时间延长渐渐加重。老年期痴呆患者个体体质不同，临床表现也不尽相同，"千人一药"的治疗模式可能会有一定的局限性。临床上，虽然同患阿尔茨海默病，但不同机体的反应状态如证候却不尽相同。这种情况，中医学称之为"同病异证"。而针对同一疾病（如阿尔茨海默病）的不同反应状态（如证候）所采取的不同治法，中医学称之为"同病异治"。这里的证候是中医学的专业术语，是对（望闻问切）四诊信息表达的机体病理生理整体反应状态的概括。

首重虚实：这里的虚实分别指虚证和实证。"虚"以脾肾两虚、髓海空虚、气虚血亏的临床表现为特征，"实"以痰浊、瘀血、火热、毒盛的临床表现为特征。除记忆、认知、情感等表现外，抓住舌脉和全身表现是辨证虚实的关键：如苔少、脉细无力、腰膝酸软、少气无力、汗出心悸、面色无华等为虚，苔厚、脉弦滑、头晕目眩、心烦易怒、目干口苦、大便秘结等属实。

知晓缓急：老年期痴呆大多起病缓慢，渐进加重，病程较长，多与年老脾肾亏虚、气血不足、髓海渐空有关。若突然起病，阶梯样加重，病程较短，多与脑卒中、外伤、情志之变引起风痰上扰、瘀阻脑络有关。新病多数可以逐渐恢复，久病多属痼疾难治。

明察演变：老年期痴呆病情演变一般分为三个阶段，即平台期、波动期和下滑期，且常交替出现。因此，辨证时还需明察痴呆的演变。从证候角度来看，平台期多见虚证，一般病情平稳，少见波动之象。波动期常见虚实夹杂，心肝火旺、痰瘀互阻，致使病情时轻时重。下滑期多因外感六淫、情志相激或再发卒中等因素而使认知损害加重，情绪波动和行为异常也同时加重，此为证候由虚转实，病情由波动而转为恶化之象。恶化之象以表情呆滞、双目无神、不识事物，或兼面色晦暗、秽浊如蒙污垢，或兼面红微赤、口气臭秽、口中黏涎秽浊、溲赤便干或二便失禁，或见肢体麻木、手足颤动、舌强语謇，烦躁不安甚则狂躁，举动不经，言辞颠倒，苔厚腻、积腐、秽浊为共同特点，乃痰毒、热毒、瘀毒壅盛，腐化秽浊，损伤脑络所致。

34. 对老年期痴呆病人进行中医体质辨识有意义吗?

对老年期痴呆病人进行中医体质辨识有重要的意义。体质,是指不同的人拥有各自的生理特殊性。重视人的体质及差异性是中医学的一大特色。中医体质辨识是在中医理论的指导下,通过医生的诊断将人的体质进行辨别,意义在于不但有助于从整体把握个体的生命特征,而且有助于分析疾病的发生、发展和演变规律,以此指导诊断、治疗、预防疾病及养生康复。在 20 世纪 70 年代,国医大师王琦教授主编出版了我国第一部中医体质学专著《中医体质学说》,并根据中国人群体质个体差异现象进行分析总结,最终归纳出 9种体质,同时开发出《中医体质量表》,制定中医体质分类与判定标准,被全国 270 多所医院及科研机构采用。无论是健康人或是患有慢性疾病的病人,无论是年轻人还是老年人,都应进行中医体质辨识,了解自身身体情况,针对自身体质进行相应的健康调理,满足我国提倡的健康中国的科学理念,也是中医"因人制宜"思想的体现。2017 年中医体质辨识被载入《中国防治慢性病中长期规划》,列入"十三五"国家公共卫生服务清单,成为政府新医改的推广内容。

这 9 种体质,分别是平和质、气虚质、阳虚质、阴虚质、痰湿质、湿热质、血瘀质、气郁质、特禀质。其中平和质是指气血调和、体态适中、面色红润、精力充沛、无患病倾向的健康体质,特禀质是指先天不足、生理缺陷、易出现过敏反应的病态体质,这两种体质特征较为特殊,因此除平和质与特禀质外,老年期痴呆与中医体质密切相关。老年期痴呆患者若判断为气虚质体质,那么在针对气虚治疗的同时,在平时生活中应针对体质进行养生保健,可采用山药、白术、茯苓熬粥,或是人参、红参、太子参等煲汤调养,改善气虚体质。如患者为阳虚质,平时应注意保暖,多穿衣加被,固护身体阳气,饮食上不宜食用像猕猴桃、火龙果、西瓜或芹菜、黄瓜、绿豆等凉性水果或蔬菜。如老年期痴呆患者判断阴虚质,平时生活中应注重睡眠,早睡早起,饮食上多食用一些梨、枇杷、百合、银耳等具有滋阴凉润效果的食品,忌用辛辣干燥、易上火的食物。痰湿质、湿热质两者相似,针对老年期痴呆的患者,应注重忌食动物脂肪含量较多、含淀粉和糖类较多且不易消化的食物,如肥肉、油炸类食品、糖水饮料等,宜清淡饮食。血瘀质、气郁质,与老年期痴呆患者气滞血瘀证相对应,此类体质患者建议多进行户外活动,适当进行体育锻炼，使身体气血畅通，并且应时刻保持心情舒畅，若家属见到患者心情沉闷、郁郁寡欢、容易伤感、易生闷气，应及时疏导情绪，避免病情加重。

35. 老年期痴呆的中医治疗原则是什么？

老年期痴呆的中医治疗原则主要遵循辨证施治的方法，根据病情的不同阶段和患者的具体症状来制定治疗方案。根据《阿尔茨海默病的中医诊疗共识》，中医治疗老年期痴呆的一般原则包括：

（1）分期治疗。

老年期痴呆在中医中属于"呆病"范畴，治疗时根据病情的早期、中期和晚期进行分期辨证施治。早期以补肾为主，中期可能需要化痰、祛瘀、泻火等方法，晚期则可能需要补肾固元，解毒化浊。

（2）补肾原则。

中医认为脑为"髓海"，与肾精密切相关，因此补肾是老年期痴呆治疗的基本原则，应贯穿于整个治疗过程中。

（3）综合治疗。

老年期痴呆的中医治疗不仅仅局限于药物治疗，还包括生活方式的调整，如适当的体育锻炼、健康饮食、社交活动等。

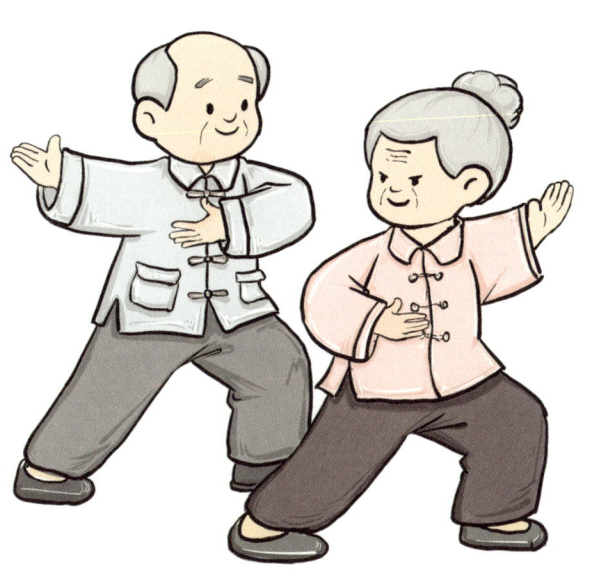

（4）个体化治疗。

根据患者的具体症状和体质差异，制定个性化的治疗方案。

（5）长期治疗。

由于老年期痴呆是一种慢性进行性疾病，中医治疗强调长期治疗和调理，以期达到改善症状和延缓病程进展的目的。

（6）非药物疗法。

在治疗过程中，可辅以针灸、推拿、心理疏导等非药物疗法，以增强治疗效果。

（7）管理精神行为症状。

对于老年期痴呆患者出现的精神行为症状，中医治疗原则首先是考虑非药物疗法，如针灸、音乐疗法等，必要时再考虑药物治疗。

（8）日常生活行为的干预。

中医还强调日常生活中的调养，如适当的体育活动、健康的饮食、社交活动等，以促进患者的整体健康。

36. 血管性痴呆的中医治疗原则是什么？

由脑血管病变引起的痴呆统称为血管性痴呆。血管性痴呆大约占老年期痴呆总数的 10%～20%，是我国第二种常见的老年期痴呆类型。血管性痴呆是生活中较为常见的一种疾病，出现这种疾病就需要尽快治疗，才能确保身体不会受到其他的影响。血管性痴呆的治疗方式需要根据具体的病症来选择，对于不同原因造成的症状，需要作出不同的治疗。那么，血管性痴呆中医怎么治疗？

1）髓海不足症状：智能减退，伴头晕耳鸣，懈情思卧，步行艰难，舌瘦色淡，苔薄白，脉沉细弱。治法：补益肝肾，填精养神。方药：七福饮。方中重用熟地滋补肝肾，人参、白术、炙甘草益气健脾，用以强壮后天之本；当归养血补肝；远志、杏仁宣窍化痰。若五心烦热、腰膝酸软者加丹皮、黄柏、女贞子、旱莲草以养阴清热、滋补肝肾；失眠多梦加炒酸枣仁、百合以养心安神；尿频遗精者加桑螵蛸、芡实、金樱子以固肾涩精。

2）脾胃亏虚症状：表情呆滞，头昏，记忆减退，气短懒言，肌肉萎缩，食少纳呆，口涎外溢，舌体胖大，苔白，脉沉细弱。治法：健脾益胃，益气生精。方药：归脾丸。方中党参、白术、黄芪健脾益胃；远志、酸枣仁、龙眼肉、炙甘草养心安神；当归、大枣、木香养血和胃；血虚明显者，可加鸡血藤、三七以养血活血。

3）痰浊蒙窍症状：表情呆钝，智力衰退，或哭笑无常，喃喃自语，或终日无语，不思饮食，脘腹胀，头重如蒙，舌质淡，苔白腻，脉滑。治法：健脾化浊，醒脑开窍；方药：洗心汤。方中人参、甘草补气；半夏、陈皮燥湿化痰；附子协助参草以助阳气、益正气则痰浊可除；茯神、酸枣仁宁心安神；石菖蒲芳香开窍；

4）瘀血阻窍症状：答非所问，善忘，伴肌肤甲错，口干不欲饮，双目暗晦，舌质暗或有瘀点瘀斑，脉细涩。治法：活血化瘀，开窍醒脑；方药：通窍活血汤。方中麝香芳香开窍，活血散结通络；桃仁、红花、赤芍、川芎活血化瘀；大枣、葱白、生姜散达升腾，可适当加石菖蒲、郁金开窍醒脑。

5）针灸疗法：与改善血管性痴呆患者微循环、氧自由基代谢以及调控细胞凋亡、保护缺血后神经元、调节神经递质含量与活性等作用相关。针刺干预能调控各类血管因子，影响血小板聚集和血管通透性，促进侧支循环开放等，改善缺血、缺氧状态。针灸疗法有体针、头针、电针、舌针、耳针、腕踝针、眼针、腹针、梅花针、针灸加药物疗法、穴位注射疗法、耳穴敷贴疗法、拔火罐等。

血管性痴呆患者在许多方面都要注意起来，患者要少吃肉，少吃硬的东西，吃饭要细嚼慢咽，多吃一些粗粮，多吃清淡的食物，还要做好护理工作等。

37. 阿尔茨海默病与血管性痴呆中医治疗有何不同?

阿尔茨海默病与血管性痴呆在中医治疗上有所不同，主要体现在病因病机认识和治疗方案上。

（1）病因病机。

阿尔茨海默病在中医学中属于"呆病""健忘"范畴，认为其病位在脑，与心、肝、脾、肾等脏腑功能失调有关，病机总属本虚标实，本虚主要为气血亏虚以及脾肾两虚，标实除了涉及痰浊血瘀还有心肝火旺等。

血管性痴呆则与脑血管病变有关，中医理论中认为其与"中风"有相似之处，病机特点是以虚为本，以实为标，临床表现是虚实夹杂。血管性痴呆的病位在脑，涉及肝、肾、心、脾，其病理性质为脑髓受损，复因风、火、痰、瘀夹杂为患，闭阻脑脉，以致元神失养，灵机记性渐失。

（2）治疗方案。

阿尔茨海默病的中医治疗原则包括补肾填精益髓、滋养肝肾、调心补肾、健脾养心、益气补血等，治疗手段多样，包括中药复方、针灸、推拿等。

血管性痴呆的治疗则侧重于活血化瘀、祛痰开窍、补肾健脑等，如使用天麻醒脑胶囊治疗轻中度血管性痴呆患者，可以改善其认知功能、头晕、耳鸣、睡眠障碍等症状，提高生活质量。

（3）治疗差异。

阿尔茨海默病的治疗更注重补虚和调理脏腑功能，特别是补肾和健脾，以增强记忆力和改善认知功能。

血管性痴呆的治疗则更侧重于改善脑部供血，活血化瘀，以及调整因脑血管病变引起的一系列症状。

38. 患了老年期痴呆能治好吗?

当前，随着社会进步及发展，人们的生活及医疗水平都得到提高，人们的寿命也逐渐延长，老年期痴呆已逐渐成为当前世界的"流行病"。随着老龄人口的逐年增加，我国老年期痴呆的发病率也在增加。据目前统计，老年期痴呆在人群中 55 岁以上患病占 2.57%，60 岁以上占 3.46%，65 岁以上占 4.61%。这就意味着有相当数量的人存在着不同程度的痴呆表现。

现在国际国内老年医学研究单位都把老年期痴呆的研究作为重点。不论从西药及中药方面，各种治疗方法及药物研究正在不断开展。但从目前治疗水平上看，老年期痴呆还不能根治，只可能有不同程度的好转，或暂时抑制其发展。所以患了老年期痴呆目前是不能治好的。

但是患了老年期痴呆并不是不可救药，只要针对病因及症状，积极采用中西药治疗，发挥病人的主观能动性，加强战胜疾病的信心，积极进行各种脑力及体力活动，如读书、看报、听音乐、打太极拳、做气功，就有利于大脑功能抑制的解除，提高中枢神经及五脏六腑的活动水平。同时要增加营养，注意多吃新鲜蔬菜、水果，摄取足量维生素，保持大便通畅，每餐不要过饱。

这些措施是老年期痴呆的患者及患者家属都应重视的。

39. 老年期痴呆如何辨证施治？

对于虚证，如髓海不足证、脾肾两虚证，治宜补肾填精，健脾益气，重在培补先天，后天，以冀脑髓得充，化源得滋，有助治疗。对于实证，如气郁则开之，痰滞当消之。或开郁逐痰，或健脾化痰，或清心涤痰，或泻火祛痰，或痰瘀同治。

（1）滋补肝肾，填髓养脑法。

适应证候：髓海不足证，表现为：记忆减退，定向不能，判断力差，或失算，重者失认，失用，懒惰思卧，齿枯发焦，腰酸骨软，步行艰难，舌瘦色淡，舌苔薄白，脉沉细弱。

常用方药：七福饮加减。方中重用熟地以滋阴补肾，合当归养血补肝，人参、白术、炙甘草益气健脾，用以强壮后天之本，远志、杏仁宣窍化痰。本方填补脑髓之力尚嫌不足，应选加鹿角胶、龟板胶、阿胶等血肉有情之品。因痴呆属慢性病，疗程较长，故多用本方制蜜丸或膏滋以图缓治。也可用参茸地黄丸，每服1丸，日服2至3次，长期服用。

若兼言行不经、心烦溲赤、舌红少苔，脉细而弦数，是于肾精不足之后，水不制火而心火妄亢，可用六味地黄汤加丹参、莲子心、菖蒲等清心宣窍。也有舌质红而舌苔黄腻者，是内蕴痰热，干扰心窍，可改用清心滚痰丸，每服1丸，日服2次，待痰热化净，再投滋补之剂。

（2）补肾健脾，培元生髓法。

适应证候：脾肾两虚证，表现为：记忆减退，表情呆板，沉默寡言，行动迟缓，甚而终日寡言不动，失认失算，口齿含糊，词不达意，饮食起居皆需照料，腰膝酸软，肌肉萎缩，食少纳呆，气短懒言，口涎外溢或四肢不温，腹痛喜按，鸡鸣泄泻，舌质淡白，舌体胖大，舌苔白，或舌红苔少或无苔，脉沉细弱，两尺尤甚。

常用方药：还少丹加减。方中熟地、枸杞子、山茱萸滋阴补肾，肉苁蓉、巴戟天、茴香助命门补肾气，杜仲、怀牛膝等补益肝肾。更用茯苓、山药、大枣、人参益气健脾而补后天，菖蒲、远志、五味子交通心肾而安神。

若舌苔黄腻不思饮食，中焦蕴有痰热者，宜温胆汤加味，待痰热去除，再用补法。

（3）化痰开窍，益气健脾法。

适应证候：痰浊蒙窍证，表现为：记忆减退，表情淡漠，头晕身重，晨起痰多，少动不语，不饮不食，忽笑忽歌，忽愁忽哭，与之美馔则不受，与之污秽则无辞，与之衣则不着，与之草木则反喜；重症则不能自理生活，其面色㿠白或苍白不泽，气短乏力，舌体胖，舌质淡，苔白腻，脉细滑。

常用方药：洗心汤加减。方中半夏、陈皮健脾化痰，菖蒲辅半夏、陈皮以开窍祛痰，人参、甘草培补中气，附子协参草以助阳化气，正气健旺则痰浊可除，更以茯神、枣仁宁心安神，神曲和胃。本方补正与攻痰并重，补正是益脾胃之气以生心气，攻痰是扫荡干扰心宫之浊邪，再加养心安神之品，以治老年期痴呆。

若肝郁化火，烧伤肝血心液，则心烦躁动，言语颠三倒四，歌笑不休，甚至反喜污秽，或喜食炭，宜用转呆汤加味。其方在洗心汤的基础上，加用当归、白芍柔肝养血，丹参、麦冬、花粉滋养心胃阴液，用柴胡合白芍疏肝解郁，用柏子仁合茯神、枣仁加强养心安神之力。

（4）活血行气，宣窍健脑法。

适应证候：血瘀气滞证，表现为：多有产伤及外伤病史，或心肌梗死史、脑卒中史，或素有血瘀之疾。善忘，善恐，神情淡漠，反应迟钝，寡言少语，或妄思离奇，或头痛难愈，舌质暗紫，有瘀点瘀斑，舌苔薄白，脉细弦、沉迟，或见涩脉。

常用方药：通窍活血汤加减。方中桃仁、红花、赤芍、川芎活血化瘀为主药，葱白、生姜、菖蒲、郁金可以通阳宣窍。若配丸药当用麝香，以加强活血通窍之力。若病久气血不足，加当归、生地、党参、黄芪补血益气。如久病血瘀化热，常致肝胃火逆，证见头痛、呕恶等症，应加钩藤、菊花、夏枯草、竹茹一类清肝和胃之品。

（5）清心平肝，醒神开窍法。

适应证候：心肝火旺证，表现为：头晕头痛，健忘颠倒，认知损害，自我中心，心烦易怒，口苦目干，筋惕肉瞤，舌质暗红，舌苔黄或黄腻，脉弦滑或弦细而数。或可见口眼歪斜，肢体麻木或半身不遂，或尿赤，大便秘结等。

常用方药：天麻钩藤饮加清心之品。药用天麻、钩藤、石决明、龟板、夜交藤、珍珠粉、川牛膝平肝潜阳，黄芩、黄连、栀子、茯神清心解毒，芦荟、玄参通腑泄热。口齿不清者，去玄参加菖蒲、郁金；便秘者，酌加生大黄或加用玄参、生首乌、玄明粉；急躁易怒、眠差多梦者，去黄芩、栀子，加龙胆草、莲子心、丹参、酸枣仁、合欢皮；伴口眼歪斜者，可合用牵正散；肢体麻木或半身不遂者，去龟板、夜交藤，加地龙、羌活、独活、桑枝等。

（6）解毒化浊，通络达邪法。

适应证候：毒损脑络证，表现为：表情呆滞，双目无神，不识事物，面色晦暗，秽浊如蒙污垢，或兼面红微赤，口气臭秽，口中黏涎秽浊，溲赤便干或二便失禁，肢麻，颤动，舌强语謇，烦躁不安甚则狂躁，举动不经，言辞颠倒，苔厚腻、积腐、秽浊，舌暗或有瘀斑等。

常用方药：黄连解毒汤加清热、化痰、祛瘀药物。药用黄连、黄芩、黄柏、山栀、连翘清热解毒，菖蒲、远志、芦荟化痰降浊，当归、全蝎、地龙活血通络。痰热盛者，加天竺黄、广郁金、胆南星清热化痰；热结便秘者，加酒大黄、全瓜蒌、枳实、厚朴通腑泄热，或口服牛黄清心丸；热毒较盛，病情波动者，龙胆草、夏枯草、蒲公英清热解毒，或口服安宫牛黄丸；久病血瘀，加桃仁、红花、赤芍、川芎、穿山甲等活血化瘀。

40. 老年期痴呆药食同源的中药有哪些？

在中医理论中，药食同源的概念深入人心，许多中药不仅具有治疗疾病的功效，还能作为日常饮食的补充，对预防和改善老年期痴呆有着积极的作用。我国制定并发布《既是食品又是药品的物品名单》（市场称为药食同源名单），以下是一些常见的药食同源中药，它们在治疗和预防老年期痴呆方面展现出独特的优势。

（1）黄芪。

功效：黄芪被誉为"补气圣药"，具有免疫增强和免疫调节的作用。它能够扩张血管，抑制血小板聚集，降低血液黏度，从而改善血液循环和大脑的灌流量。黄芪中还含有丰富的锌铁等微量元素，这些元素对防治老年期痴呆有一定的作用。

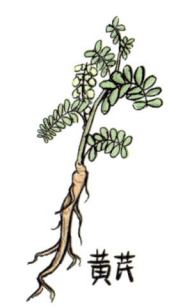

食用方法：在日常生活中，黄芪可以泡茶饮用，或者加入炖汤中，作为食疗佳品。

（2）黄精。

功效：黄精是一种滋补药材，具有补脾益气、滋肾填精、养心安神等功效。它常用于治疗老年期痴呆中的心脾两虚、肝肾不足、筋骨软弱等症状。除此之外，黄精还具有抗氧化、防治动脉硬化、预防心脑血管疾病的作用。

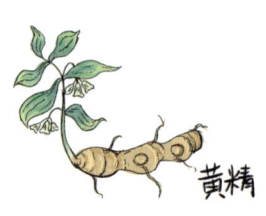

食用方法：老年人可以将黄精与枸杞子、大枣等一同煮汤，作为日常保健饮品。

（3）人参。

功效：人参是众所周知的滋补佳品，具有良好的抗衰老、抗疲劳、提高人体免疫力的功效。它还能调节神经系统，兴奋造血系统功能，对改善中老年人的微循环、提高记忆力和学习能力有显著效果。人参特别适用于心脾气血两虚证或兼有肺气亏虚、神疲乏力等症状的老年期痴呆患者。但需注意，发热感冒、咳嗽痰多、心肝火旺等患者慎用。

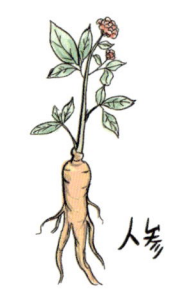

食用方法：人参可以泡水、煮水饮用，或炖汤饮用，与鸡汤等食材搭配，口感更佳。

（4）川芎。

功效：川芎是一种常用的活血化瘀药，能够扩张脑血管，改善脑部的血管灌注，抑制血小板聚集和血栓形成。它对外周血管也有直接扩张作用，可持久地降低血压。川芎在治疗各种类型的老年期痴呆中，对气滞血瘀、阻滞脑络者尤为适宜。

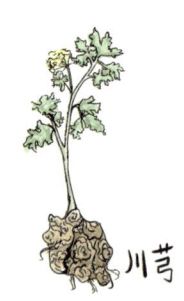

食用方法：老年人可以将川芎与当归、大枣等一同炖汤，以增强其活血化瘀的效果。

（5）枸杞子。

功效：枸杞子是一种药食两用的食材，具有降血糖、降血脂、降胆固醇和提高人体免疫功能的作用。它常用于治疗老年期痴呆中的肝肾亏虚证，对兼有虚劳咳嗽、心烦消渴等症状的患者也有很好的疗效。

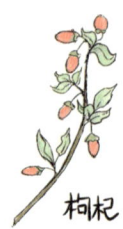

食用方法：枸杞子可以直接食用，也可以泡茶饮用，

或者加入炖汤中，作为日常保健的一部分。

（6）黑芝麻。

功效：黑芝麻含有丰富的蛋白质、脂肪、钙、磷、铁等营养成分，以及花青素等抗氧化物质。它能够滋养肝肾，改善大脑功能，对预防老年期痴呆有一定帮助。

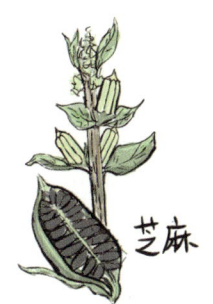
芝麻

食用方法：黑芝麻可磨成粉状，加入牛奶、豆浆或粥中食用。

（7）茯苓。

功效：茯苓具有利水渗湿、健脾宁心的功效。它含有茯苓多糖这一活性成分，能够增强机体免疫功能，调节神经系统功能，对改善老年期痴呆患者的症状有一定帮助。

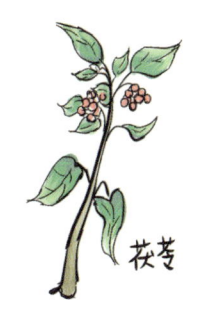
茯苓

食用方法：茯苓可煮粥、炖汤或制成茯苓糕等食用。

（8）莲子。

功效：莲子具有补脾止泻、养心安神、益肾固精的功效。它含有丰富的蛋白质、淀粉、脂肪和多种维生素、矿物质，能够滋养心神，改善记忆力。

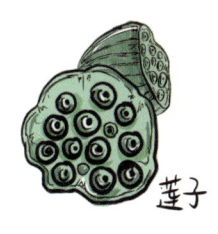
莲子

食用方法：莲子可煮粥、炖汤或制成莲子糕等食用。

（9）酸枣仁。

功效：酸枣仁为鼠李科植物酸枣的干燥成熟种子，具有镇静安神、抗焦虑、抗抑郁、降血糖和抗老年期痴呆的功效。它还能增强免疫系统，提高人体抵抗力。

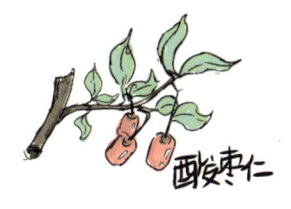
酸枣仁

食用方法：酸枣仁可煮粥、泡茶或作为药膳的一部分。

（10）山药。

功效：山药具有益气养阴、补脾肺肾的功效。它含有丰富的黏液蛋白、维生素和微量元素，能够滋养大脑细胞，预防老年期痴呆。

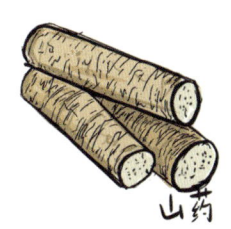
山药

食用方法：山药可蒸、煮、炒食，也可炖汤或煮粥。

除了上述几种中药外，还有冬虫夏草、益智仁、麦门冬等也是药食同源的佳品，它们在预防和改善老年期痴呆方面同样具有重要作用。然而，中药虽好，但并非适用于所有人群，老年人在使用中药时，应根据自身情况和医生建议进行选择，避免盲目服用。

41. 治疗阿尔茨海默病有哪些中医验方？

（1）正心汤。

组成：当归，茯苓，地黄各4克，羚羊角，人参，酸枣仁，远志各2克，甘草1.5克。水煎服，每日1剂，分2次服。

应用："治七情五志久逆，心风，妄言妄笑，不知所苦。"七情五志异常，精神状态长期异常者，或出现心风，即心志忧郁，神呆，口语不休，无故笑语，精神异常。用于精神分裂症、郁病、癔症、神经衰弱、脑出血、脑软化症、早衰、痴呆、恍惚及糖尿病昏迷等。

（2）定志丸。

组成：石菖蒲，远志，甘草，白茯苓各100克，人参100克。上5味，研细末；炼蜜为丸，每丸6克，朱砂为衣。每次1丸，1日2服。

应用：痴呆之属营养不良，呈衰弱性者。此为四君子汤去白术加菖蒲、远志、朱砂为衣而成本方。人参、茯苓、甘草有补气的作用，能增加抵抗力。菖蒲、远志二药伍用，益肾健脑增智，开窍启闭宁神之力增强。远志芳香清冽，辛温行散，宁心安神化痰；菖蒲辛散温通，利气通窍，避浊化湿，理气化痰，活血止痛。远志通于肾交于心，菖蒲开窍启闭宁神。

（3）清神汤。

组成：茯神10克，黄芪2克，酸枣仁10克，柏子仁10克，远志5克，石菖蒲10克，生甘草2克，生姜汁2克，竹沥70克。前7味水煎，去渣，冲入姜汁。竹沥汁温服，1日2次。

应用：痴呆痰多，或有语言障碍者。茯神、酸枣仁、甘草是酸仁汤去知母、川芎，加黄芪与安神药同用，更能安定神志。柏子仁养心气，润肾燥，安魂定魄，益智宁神；酸枣仁养心阴、益肝血，清肝胆虚热而宁心安神。二药伍用，相得益彰，宁心安神。姜汁、竹沥豁痰甚效。

（4）引神归舍丹。

组成：胆星 33 克，制附子 21 克，朱砂 33 克。上 3 味研细末，猪心血为丸，每丸重 3 克。每日 2 次，每次 1 丸，温开水送下。

应用：痴呆伴身体虚弱，痰多且神志不清者。南星苦温辛烈，开泄走窜燥湿作用很强，胆星则与它不同，经胆汁制后，其性由苦辛温变为苦凉，其燥烈之性大减，它既能减除燥热伤阴之弊，又能增强豁痰定惊之功，善治热蒙蔽清窍，以致中风痰壅、高热痉厥、惊痛、癫狂等证。

（5）五生丸。

组成：南星，半夏，川乌，白附子各 33 克，大豆 30 克。上 5 味，生研为末，滴水和丸，每丸重 3 克。每日 2 次，每次 1 丸，姜汤送下。

应用：治痴呆阳衰者。只要是弦细缓三脉，即可用本方。

（6）逍遥散。

组成：柴胡，当归，白芍，白术，茯苓各 3 克，甘草 1.5 克。加姜、薄荷煎服。每日 2 次服。

应用：精神错乱，哭笑无常，语无伦次，或默默不言，或痛苦呻吟，俗称"文痴"。得病前多因精神刺激，不能发泄，表现为情绪苦闷，神志呆滞，喜静喜睡，不饮不食，脉象细弦。治宜调气舒郁，宜用本方。

（7）白金丸。

组成：白矾 30 克，郁金 70 克，薄荷糊丸。每服 3～6 克，开水送下。

应用：治证属有瘀之痴呆。

（8）珍珠母丸。

组成：珍珠母 90 克，干地黄，当归，柏子仁、酸枣仁，茯神，水牛角，龙齿，沉香各 45 克。上 9 味药研为细末，炼蜜为丸，如梧桐子大，辰砂为衣。每服 4～5 丸，金银薄荷汤送下，每日午后卧服。

应用：治肝经因虚受风邪，卧则魂散而不守，状若惊悸及痴呆。

（9）补肾益智方。

组成：蛇床子 10 克，枸杞子 10 克，女贞子 6 克，人参 3 克，制首乌 9 克，牡丹皮 6 克，冰片 0.1 克（研末冲服）。每日 2 次服。

应用：补肾益智方主要针对肾精亏虚导致的认知功能障碍，其核心适用人群为中老年群体（50 岁以上），尤其是伴随记忆力减退、腰膝酸软、耳鸣等典型肾精衰退症状者。阴虚火旺或湿热内盛体质者禁用此方，以防加重内热或湿浊症状。

（10）当归芍药散。

组成：当归 9g，白芍 48g，泽泻 24g，川芎 24g，茯苓 12g，白术 12g。每日 2 次服。

应用：当归芍药散适用于情绪低落、胸胁胀闷、纳呆便溏、舌暗苔白腻、脉弦滑为特征的肝郁脾虚夹瘀证老年期痴呆患者。

（11）开心散。

组成：茯苓 15g，石菖蒲 9g，人参 6g，远志 6g。每日 2 次服。

应用：开心散一般被用于治疗痰阻心窍型老年期痴呆患者，这类患者常表现为记忆力减退、反应迟钝、神情呆滞、头晕目眩、胸闷痰多，且伴有抑郁症状。

42. 治疗阿尔茨海默病有哪些中医外治方法？

中医治疗阿尔茨海默病的方法丰富多样，除了内服中药外，还包括多种外治方法。这些外治方法通过不同途径和机制，旨在改善阿尔茨海默病患者的症状和生活质量。以下是一些常见的中医外治方法：

1）针灸疗法：针灸是中医治疗的重要手段，通过刺激特定的穴位来调节机体的气血和脏腑功能，从而达到治疗疾病的目的。针灸能够改善阿尔茨海默病患者的认知功能，可能通过促进大脑血液循环、调节神经递质的释放和平衡、抑制神经炎症等机制发挥作用。

2）推拿疗法：推拿通过手法作用于人体特定部位，以调节机体的生理功能。对于阿尔茨海默病患者，推拿可以帮助放松肌肉、改善血液循环、促进代谢，有助于缓解焦虑和抑郁等非认知症状。

3）中药熏洗：利用中药煎剂的蒸汽进行熏蒸或洗敷，可以改善局部血液循环，促进药物成分的吸收，对于阿尔茨海默病患者的身体症状和情绪状态可能有积极影响。

4）中药敷贴：将中药制成的膏药或糊状制剂敷贴于特定的体表部位，通过皮肤吸收药物成分，达到治疗目的。这种方法可能有助于改善阿尔茨海默病患者的睡眠障碍、疼痛等症状。

5）音乐疗法：音乐疗法通过聆听、参与音乐活动等方式，对阿尔茨海默病患者的情绪和认知功能产生积极影响，有助于缓解精神症状，提高生活质量。

6）运动疗法：太极拳、八段锦等传统的中国健身方法，可以提高阿尔茨海默病患者的身体协调性和平衡能力，同时对改善认知功能和情绪状态也有积极作用。

7）中药足浴：通过将特定的中药煎剂用于足浴，可以促进足部血液循环，缓解疲劳，对阿尔茨海默病患者的睡眠和情绪可能有改善作用。

8）艾灸疗法：艾灸通过燃烧艾绒产生的温热刺激，作用于人体穴位，以达到温通经络、调和气血的目的，对于阿尔茨海默病患者的身体症状和情绪状态可能有积极影响。

43. 气功对老年期痴呆有治疗作用吗？

在老年期痴呆的治疗中，气功占有一定地位。气功是一种经济、简便而又有效的祛病健身途径。它是人类对生命过程实行自我控制的经验总结，它在提高身体素质，调动人体潜力，抗衰老葆青春等方面显示出神奇而独到的作用。我国医学认为：气功是以神、气、形三位一体，心身一致，以心为主导的整体性养生治病方法，从而起到平阴阳，调气血，疏通经络的功效。

有试验表明，当练功时，用血流图测试气功意守部位，血流量可增加 30% ~ 50%。练功入静时，测脑电图可见大脑细胞的电生理活动发生显著变化，脑电波变深、变慢，α 波增多，同时大脑的额叶与枕叶、中部与皮层，左右两侧半球之间产生同步化。这说明气功状态时，脑细胞的生物电方向由杂乱无章变得方向一致了，可最大限度地调动人体中蕴藏的巨大潜力。同时在练气功过程中发现，气功可增强人的思维能力，激发人的智慧，提高工

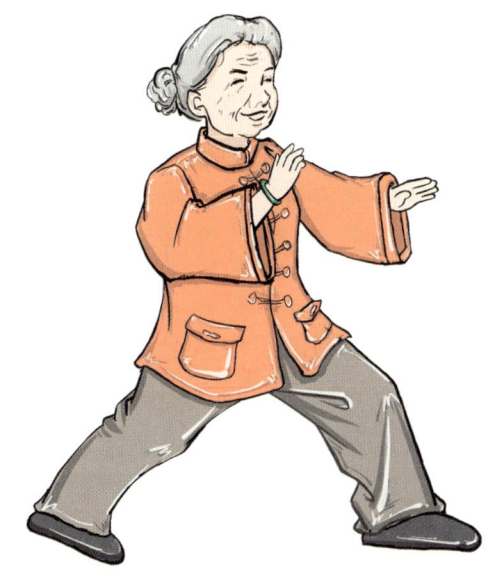

作效率和能力。气功锻炼的要旨，正是使人能长期保持平和宁静的精神状态，积极乐观的心境情绪，抗御疾病，益寿延年。

气功正是基于以上的作用，对治疗及预防老年期痴呆可起到辅助治疗的作用。但单纯依靠气功治疗老年期痴呆的做法还不成熟。同时，老年人做气功以静养功为宜，要量力而行，循序渐进，做到勤活动而持之以恒。

44. 阿尔茨海默病的并发症如何采用中医药治疗？

阿尔茨海默病的并发症可能包括感染、吞咽障碍、饮食问题、大小便问题、压疮、跌倒、精神行为症状等。中医治疗阿尔茨海默病及其并发症的原则是根据患者的具体症状和体质差异进行辨证施治。中医治疗阿尔茨海默病的并发症时，可能会采用以下方法：

1）感染：可能会使用具有清热解毒作用的中药，如金银花、连翘等。

2）吞咽障碍：治疗时可能会采用健脾和胃、化痰开窍的中药，以改善吞咽功能。

3）饮食问题：可能会使用调理脾胃、促进食欲的中药，如党参、白术等。

4）大小便问题：对于便秘可能会采用润肠通便的中药，如麻仁、郁李仁；对于尿失禁可能会采用固肾缩尿的中药，如桑螵蛸、益智仁。

5）压疮：可能会使用活血化瘀、促进伤口愈合的中药，如红花、当归等。

6）跌倒：可能会通过补肝肾、强筋骨的中药来增强肌肉力量和平衡能力，如杜仲、续断等。

7）精神行为症状：可能会采用疏肝解郁、安神定志的中药，如柴胡、酸枣仁等。

需要注意的是，中医治疗应在专业中医师的指导下进行，以确保治疗的安全性和有效性。同时，中医治疗通常需要长期坚持，并与现代医学治疗相结合，以达到最佳治疗效果。此外，针对阿尔茨海默病的非药物治疗也逐渐成为研究热点，如音乐疗法、针灸疗法、运动疗法等，这些方法在控制和延缓阿尔茨海默病病情进展中发挥了重要作用。

45. 老年期痴呆病人的精神症状异常如何采用中医药治疗?

老年期痴呆患者的精神症状是该病症治疗中的一个重要方面。中医治疗阿尔茨海默病及其精神症状时,主要采用辨证施治的原则,根据患者的具体症状和体质差异来制定个性化的治疗方案。以下是一些常用的中医治疗方法:

1)中药治疗:中医根据患者的证型,如心脾两虚、肝肾阴虚、痰湿内阻等,选用相应的中药方剂进行治疗。例如,对于心脾两虚型,可能会使用养心安神、健脾益气的药物;对于肝肾阴虚型,则可能选用滋阴补肾的药物。一些研究显示,中药复方如"聪明汤"能改善阿尔茨海默病相关的认知障碍。

2)针灸治疗:针灸是中医治疗中常用的方法之一,通过刺激特定的穴位来调节机体的气血和脏腑功能,改善阿尔茨海默病患者的精神症状。

3)推拿和按摩:推拿和按摩可以促进血液循环,缓解肌肉紧张,有助于改善患者的精神状态。

4)中药熏洗和敷贴:利用中药煎剂的蒸汽进行熏蒸或将中药制成的膏药敷贴于体表,以改善局部血液循环和症状。

5)音乐疗法和运动疗法:音乐疗法和适当的运动疗法如太极拳、八段锦等,可以帮助患者放松心情,提升情绪。

6)饮食调理:中医认为饮食与健康密切相关,通过合理的饮食调理可以辅助治疗阿尔茨海默病的精神症状。

7)心理疏导:中医注重情志调理,通过与患者沟通,帮助他们缓解心理压力,改善情绪状态。

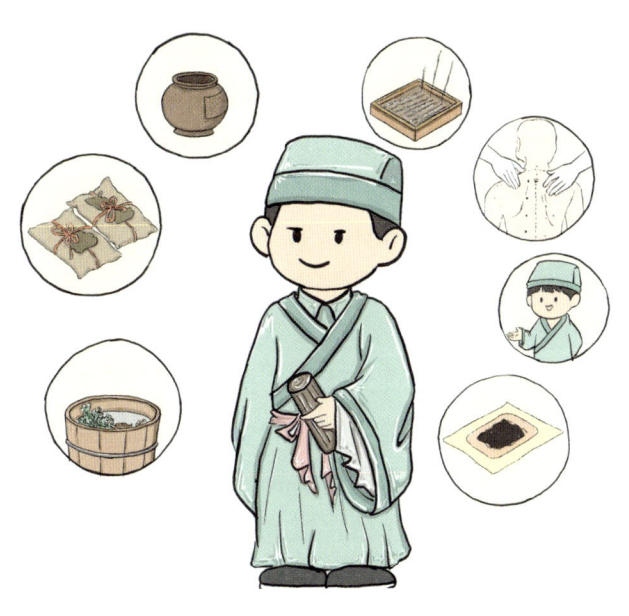

46. 目前临床获得批准的治疗老年期痴呆的药物有哪些？

老年期痴呆是一种进行性的神经退行性疾病，主要发生在老年人身上，主要表现为记忆力减退、认知功能障碍和日常生活能力下降，严重者甚至没有任何记忆且失去生活自理能力。治疗老年期痴呆的药物主要目的是改善症状、延缓病程进展和提高生活质量。目前医学界对于该病缺少有效的治疗方法。由于老年期痴呆的疾病发病机制较为复杂，目前仍存在许多未解之谜。目前尚没有可逆转性的治疗药物治疗老年期痴呆，在治疗中主要以减缓恶化的进程，稳定患者原有的认知水平，提高生活质量为目标。

迄今，有20种治疗老年期痴呆的药物获批上市，主要包括乙酰胆碱酯酶抑制剂、NMDA受体药物、抗淀粉样蛋白药物、抑制肠道菌群异常代谢物的生成和中枢炎症药物等，它们主要针对阿尔茨海默病的一些假说（比如胆碱能损伤假说、β-淀粉样蛋白假说、Tau蛋白异常磷酸化假说、兴奋性氨基酸毒性假说等），从增强大脑中某些酶的活性、改善脑组织代谢或血液循环、恢复大脑信息传递等途径，来改变老年期痴呆的病理过程，减少致病因子对脑的损害。①乙酰胆碱是大脑内的一种重要神经物质，与记忆、认知、行为能力相关。胆碱酯酶可分解乙酰胆碱，使其失效，进而导致认知功能障碍。乙醇胆碱酯酶抑制剂则可抑制胆碱酯酶的活性，间接增加乙酰胆碱的浓度，以改善大脑功能。乙酰胆碱酯酶抑制剂主要包括多奈哌齐（Donepezil），适用于从轻度到重度老年期痴呆的患者；卡巴拉汀（Rivastigmine），适用于轻到中度老年期痴呆和帕金森病痴呆患者；加兰他敏（Galantamine），适用于轻到中度老年期痴呆的患者。②NMDA受体拮抗剂：NMDA受体又叫"N-甲基-D-天冬氨酸盐受体"，与一种叫"谷氨酸"的氨基酸关系密切。谷氨酸是兴奋性的大脑物质，就像一把钥匙；而NMDA受体是谷氨酸的一种受体，好比一把锁。当钥匙与锁结合，谷氨酸就会发挥它的作用。正常数量的谷氨酸是维持正常大脑活动所必需的物质，但如果数量太多、作用过度，就可能导致神经元中毒、死亡，进而引起老年期痴呆。NMDA受体拮抗剂可通过阻断NMDA受体与谷氨酸结合，减轻兴奋性神经毒性损害。NMDA受体拮抗剂包括美金刚（Memantine），适用于中度到重度老年期痴呆的患者，可以单独使用或与乙酰胆碱酯酶抑制剂联合使用，多奈哌齐和美金刚联合使用是目前的

老年期痴呆的中医药防治百问

临床实践中常见的治疗策略。③淀粉样蛋白的形成是老年期痴呆患者脑中特有的重要特征。淀粉样蛋白是一种黏性分子，这些黏性分子会聚集成块。大量的证据显示，淀粉样蛋白聚集成块后，会引起炎症反应，导致神经元死亡。抗淀粉样蛋白药物主要包括阿杜卡诺单抗（Aducanumab）和仑卡奈单抗（Lecanemab），是针对老年期痴呆特定生物标志物的治疗药物，适用于治疗轻到中度老年期痴呆。④抑制肠道菌群异常代谢物的生成和中枢炎症药物主要包括甘露特纳胶囊等。然而，目前仍然没有能彻底治疗老年期痴呆的药物。已批准的药物可以在一定程度上改善或延缓认知功能的恶化，但药物治疗应结合非药物治疗措施，如认知训练、生活方式调整等，以实现对病情的全面管理。

47. 目前处于临床 2、3 期的中药有哪些?

截至 2023 年 1 月 1 日，ClinicalTrials. gov 登记的临床试验共有 187 项，评估了 141 种独特的老年期痴呆治疗方法。其中，临床 3 期试验包括 55 项试验中的 36 种药物；临床 2 期试验包括 99 项试验中的 87 种药物；临床 1 期试验包括 33 项试验中的 31 种药物。随着中药国际化发展的进程不断加快，中药逐渐迈向国际舞台，ClinicalTrials.gov 登记的临床试验中，包括 2 款处于临床 2 期研究阶段的中药：养血清脑颗粒 / 丸和 "聪明汤"。

养血清脑颗粒 / 丸是一种中药复方制剂，于 2006 年获批上市，由天士力医药集团股份有限公司生产，以四物汤为基础方，由当归、川芎、白芍、熟地黄、钩藤、鸡血藤、夏枯草、决明子、珍珠母、延胡索、细辛等 11 味药材组成。目前说明书的适应证是：具有养血平肝，活血通络功效，可用于血虚肝旺所致的头痛，眩晕眼花，心烦易怒，失眠多梦。养血清脑颗粒 / 丸能够改善患者的血流动力学指标，增加脑供血，缓解血管痉挛，改善临床症状，提高脑部血流速度，降低血液黏稠度及血液流变学指标，治疗脑供血不足。养血清脑颗粒 / 丸目前为止已进入 33 种疾病的指南和共识。老年期痴呆是养血清脑颗粒 / 丸的拓展适应证，目前处于临床 2 期研究，可能主要是通过改善脉管系统功能而发挥抗老年期痴呆的作用，它还能有效改善患者的失眠和认知功能，并对老年期痴呆防治有较好效果。

"聪明汤" 来源于 1576 年出版的《古今医鉴》，书中记载的三草药配方，由石菖蒲、茯神、远志组成，用于治疗不善记而多忘者，目前处于临床 2 期研究阶段。

药物的开发和批准是一个复杂的过程，涉及安全性、有效性、经济性等多方面的考量。在临床研究中只有 2 个复方中药在研究，即养血清脑颗粒 / 丸和"聪明汤"，为中药现代化和国际化做出了重要贡献，临床试验结果也值得我们期待。

48. 目前老年期痴呆的中医治疗指南和中西医结合治疗指南中包括哪些中药?

2018 年老年期痴呆的中医诊疗共识指出，老年期痴呆是一种慢性进行性疾病，应早发现、早诊断、早治疗。根据老年期痴呆发生、发展、恶化不同阶段的临床特征，采用以临床症状为核心特征，参考临床痴呆评定（CDR）、认知水平（MMSE）和疾病持续时间（年）等信息，经专家共识小组会议讨论制定老年期痴呆临床分期标准，将老年期痴呆分为早期、中期、晚期。以判断老年期痴呆早期（或初始期）、中期（或进展期）和晚期（或恶化期），指导辨证施治。老年期痴呆早期以肾虚为主，应以补肾为原则；中期呈现痰瘀火并现，应化痰、祛瘀、泻火交替或并行；晚期因痰、瘀、火日久而化生毒浊所致，虚极毒盛，形神衰败，需补肾固元，解毒化浊。因此，早期病情较轻，单一疗法通常可以改善症状；中期病情进展，常需多法联用，如补肾法基础上加化痰、祛瘀、泻火等治法；晚期生理机能衰竭，更要多法联用，消补兼施，解毒化浊，补肾固元。此外老年期痴呆又是一种进行性复杂性疾病，需要长期治疗，既往研究发现，中药治疗效益通常在 12 个月或更长时间之后出现。

2023 年阿尔茨海默病中西医结合诊疗指南指出，老年期痴呆的核心症状分期包括健忘期，痴呆期，虚脱期。老年期痴呆健忘期可采用补肾疗法：改善老年期痴呆-轻度认知障碍患者的认知功能，并降低痴呆转化率，可应用清宫寿桃丸治疗老年期痴呆源性轻度认知障碍患者。老年期痴呆的痴呆期常伴幻觉或躁动等精神行为症状，使用任何一种非典型抗精神病药物 2 周以上，认知损害就会加重。到 36 周时，认知损害程度相当于老年期痴呆一年的自然恶化，严重脑血管事件和锥体外系症状发生率及死亡率也明显增加。老年期痴呆序贯疗法是一种随症状演变而转换治疗的模式，早期补肾为主并贯穿全程，中期化痰、活血、泻火，晚期固脱，覆盖从健忘到痴呆、幻觉、躁动再到厥脱全过程。主要包括：①化痰疗法，应用补肾化痰颗粒和益肾化浊颗粒治疗轻度老年期痴呆患者。②活血疗法，养血清脑颗粒联合多奈哌齐治疗老年期痴呆患者，对行为的改善优于多奈哌齐单用。③泻火疗法，天智颗粒治疗轻中度血管性痴呆患者。老年期痴呆虚脱期患者出现手足逆冷、无欲不食、大小便失禁，临床医生在与患者的家属充分讨论可能的获益和风险后，可以采用古典医籍中的记载，如《伤寒论·辨厥阴病脉证并治》当归四逆汤治疗手足逆冷，《辨证录·呆病门》启心救胃汤治疗饮食不下和无欲不食，《太平圣惠方·卷五十八》菟丝子散治疗小便多或不禁，《太平惠民和剂局方·卷六》真人养脏汤治疗大便失禁。

49. 改善微循环的药物能否治疗老年期痴呆？

微循环（microcirculation）这个名词是 1954 年在美国召开的第一届国际微循环会议上正式提出的。指微（细）动脉和微（细）静脉之间微血管的血液循环。微循环是生命的基本特征之一，是机体与周围环境不断地进行物质、能量、信息的传递活动。由于血红蛋白呈红色，镜下可以直接观察到细动脉、毛细血管、细静脉内的血液流动，而不做特殊处理是看不清淋巴液和组织液的流动的。因此，在临床上常常认为微循环就是指血液微循环，血液微循环是人们研究较多、认识较为清楚的领域。

脑微循环即脑的微动脉和微静脉之间的血液循环，其基本功能是完成血液和组织之间的物质交换。脑微循环中有多种细胞，包括星形胶质细胞、血管平滑肌细胞、内皮细胞和周细胞等，在维持组织灌注压和血流动力学稳定方面发挥重要作用，使微循环的血流量与组织代谢水平相一致。脑微循环有其独特的结构即血脑屏障（blood-brain barrier，BBB），BBB 由内皮细胞、紧密连接蛋白及基底膜构成。在毛细血管水平，BBB 的完整性与周细胞、血管周星形胶质细胞等也密切相关，尤其是脑部相关的疾病，药物能否发挥良好的作用，也与药物的血脑屏障透过率密切相关。脑微循环临床检查的方法主要包括核磁共振成像（MRI）、脑血流动力学检查、内皮细胞及血脑屏障功能检查等等。

脑循环缺血和低灌脑微循环障碍能够引起一系列疾病，包括脑小血管病、老年期痴呆。经常做手指操，既可以健脑，又可以预防老年痴呆，原因就是由于手指上不仅有许多经络，还集中了一些重要穴位，经常对手指进行刺激，能使手指末端的气血流通，从而促进全身的血液循环，增强微循环，增加脑血管的供血量，锻炼记忆力和注意力。另外，老年期痴呆是一种复杂的疾病，可能涉及多种因素，如血管问题、炎症、神经退行等。改善微循环的药物可以通过扩张血管、增加血流量、抗氧化、改善神经功能和改善代谢等作用机制来缓解老年期痴呆的症状。这些药物的应用需要根据患者的具体病情进行个体化治疗，以达到最佳的治疗效果。

50. 老年期痴呆患者是否能吃改善脑血流的中药？

改善微循环的药物主要包括抗血小板聚集药物、抗凝药物和扩张血管药物等。这些药物可以通过降低血液黏稠度、改善微循环血流灌注、降低血管阻力等途径来改善微循环，如多奈哌齐、利斯的明等，可以改善神经功能，从而改善微循环。

大脑是一个独特的器官，仅占体重的约 2%，而其代谢率却占整个身体的约 20%。脑的活动取决于高血流速率对大脑营养供应（平均 50mL/100g/min）。脑血流（CBF）是指动脉血向脑组织毛细血管床的输送速率，以每 100 克脑组织每分钟血液的毫升数进行定量。脑血流量调节对大脑的正常生理功能至关重要。大脑已经进化出一种独特的 CBF 控制机制，确保脑血流速度和快速增加向活动的大脑结构的氧气输送速度。CBF 的降低对大脑神经细胞具有严重的影响，甚至造成神经元死亡。轻度的低灌注会影响蛋白质的合成，从而影响突触可塑性，影响正常的学习和记忆。中度至重度 CBF 降低和缺氧会直接减少神经细胞腺嘌呤核苷三磷酸（ATP）合成，减少（Na^+K^+）ATP 酶活性以及神经元产生动作电位的能力，当脑血流量减少超过 80% 会直接导致神经元死亡。CBF 的变化与许多脑部疾病有关。在衰老的过程中，健康人的脑血流量以每年约 0.38%~0.50% 的速度下降。阿尔茨海默病有关的研究，在分子和细胞水平上研究已经证实 CBF 的降低、减少或失调发生在老年人认知功能衰退、大脑萎缩和淀粉样蛋白积累之前。对老年期痴呆患者的脑血流量的几项研究中发现老年期痴呆受试者的 CBF 总体降低了约 40%，老年期痴呆大脑总灌注较轻度认知障碍额颞叶血流灌注减少；与健康对照组相比，轻度认知障碍额颞叶皮层血流灌注减少。

中药在改善老年期痴呆患者脑血流方面，具有一定的效果。主要包括：丹参、银杏叶、山楂、益母草等。丹参，为"活血祛瘀"之要药，其功效侧重于活血通脉、祛瘀生新。现代研究表明，其有效成分能抗血小板聚集、扩张血管，适用于多种血瘀证引起的脑部供血不足。银杏叶，其提取物是国际公认的改善认知功能的植物药，功效长于"通络"，在扩张血管、改善循环的同时，兼具抗氧化、保护神经细胞的独特优势。山楂，传统为消食导滞之品，但其活血散瘀之功亦佳。尤其适用于兼有高脂血症、动脉粥样硬化的患者，能从调节血脂这一源头入手，改善血管健康。益母草，为妇科良药，特点在于能活血的同时兼利水湿，有助于减轻循环阻力，适用于伴有水液代谢不畅的患者，其"活血利水"之效同样适用于脑病。具有改善脑血流作用的复方中药，可能也具有抗老年期痴呆的作用，如养血清脑颗粒／丸等，可能能够通过改善脑血流来抗老年期痴呆。

51. 改善睡眠的中药有哪些？

中药在改善睡眠方面具有一定的效果，大枣（酸枣、黑枣）、酸枣仁、天麻、五味子、生地黄（熟地黄）、丹参、百合、栀子、柏子仁、首乌藤等中药可改善睡眠，其中酸枣仁、五味子、茯苓、天麻、灵芝、刺五加、远志、珍珠、百合等中药使用较多。改善睡眠的中药复方以酸枣仁、首乌藤、茯苓、当归、远志、甘草、丹参等药物使用较多。

酸枣仁：具有镇静、安神、改善睡眠等作用，常用于治疗失眠多梦、心烦易怒等病症。柏子仁：具有养心安神、润肠通便等作用，可以改善失眠、多梦等症状。龙眼肉：具有补心脾、养血安神等作用，可以改善失眠、健忘、心悸等症状。远志：具有宁心安神、祛痰开窍等作用，可以改善失眠、多梦、健忘等症状。夜交藤：具有养心安神、祛风通络等作用，可以改善失眠、多梦、神经衰弱等症状。

改善睡眠的中成药包括：养血清脑颗粒／丸、三黄安眠汤、酸枣仁汤、安神补脑液等。养血清脑颗粒／丸具有养血平肝，活血通络功效，可用于血虚肝旺所致的头痛，眩晕眼花，心烦易怒，失眠多梦。三黄安眠汤适用于治疗失眠头重，心烦口苦，心悸胸闷，急躁易怒，大便干结，舌质红，苔黄，脉数或滑数者。酸枣仁汤是一种经典的助眠方，具有除虚烦、助眠的功效，适用于失眠、焦虑不安、出汗、便秘、舌苔薄白者。安神补脑液具有生精补髓，益气养血，强脑安神，用于肾精不足、气血两亏所致的头晕、乏力、健忘、失眠；神经衰弱症见上述证候者。针对失眠症的综合治疗方法中，中药具有我国传统医学的特色与优势，安全性高、疗效较好，在治疗失眠方面有着丰富的经验和独特的治疗方法，特别是中药类保健食品与药膳的可接受性强、无毒副作用，长期使用对失眠症确有一定疗效，值得进一步推广应用。同时，患者应该有耐心，并在医生的指导下进行治疗，保持良好的生活习惯和饮食习惯也是改善睡眠质量的重要方面。

52. 通过降压改善老年期痴呆的中药有哪些？

目前尚缺少早期筛查、评估老年高血压合并认知障碍可改善患者预后的直接临床研究证据，但是由于持续的血压水平升高是认知障碍的重要危险因素；而高龄老年人合并多种共病、衰弱的风险均增高，亦是导致认知障碍发生风险增高的因素。因此，对老年高血压患者，尤其是高龄、有记忆障碍主诉者，除进行传统的血压、心血管危险分层评估外，应积极筛查认知功能和进行老年综合评估，以便对老年人进行早期、综合、全面的干预，降低血压以降低认知减退和痴呆风险。

在中医理论中，高血压与肝阳上亢、肝肾阴虚等病理变化有关，而老年期痴呆在中医中可能与肾精亏损、心脑血管病变等因素有关。因此，通过降压改善老年期痴呆的方剂可能需要同时具备滋阴潜阳、平肝潜阳，以及滋补肝肾的功效。在中药方面，一些中药可能有助于改善高血压，从而间接对老年期痴呆的治疗产生一定影响。丹参，活血化瘀，通过改善脑血管血流和血液流变性来辅助降压，并缓解因血瘀导致的脑络不通。黄芪，补气升阳，通过补气扩张血管、降低阻力以实现温和降压，其"气能生血"之功有助于气血上荣于脑。川芎，活血行气，上行头目，其活性成分能放松血管壁，起到降压效果；同时能显著增加脑部血流量，通过疏通脑部气血来改善认知功能。熟地黄，滋阴益肾，通过滋肾阴、涵肝木从根本调整血压，其"填精益髓"之功直接充养脑髓。中成药通常包括：天麻钩藤饮，主要用于治疗高血压、头晕等症状；养血清脑颗粒/丸，主要用于血虚肝旺所致的头痛，眩晕眼花，心烦易怒，失眠多梦，目前已被 3 项高血压相关指南和 1 项高血压相关共识推荐；地黄饮，主要用于滋阴补肾，对高血压有一定的缓解作用；脑乐静，主要用于改善焦虑、抑郁等情绪，可能对缓解老年期痴呆引起的情绪波动有一定帮助。需要注意的是，在使用中药治疗老年期痴呆时，应根据患者的具体症状和体质进行辨证施治，选择合适的药物，注重整体调理和个体化治疗。通过改善患者的整体健康状况，从而对老年期痴呆产生积极的影响，应在医生的指导下进行。

（荣立洋，陈玟璇，杜雨欣，康舒悦，林朝展，姚丽梅，李伟荣）

第三章
老年期痴呆患者的
康复护理

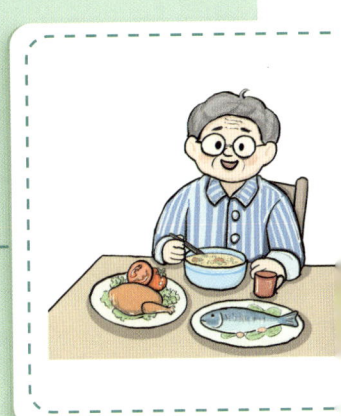

53. 老年期痴呆的饮食护理原则是什么？

老年期痴呆患者由于年老可能伴有牙齿松动、咀嚼不方便、忌生冷等问题，在为患者准备日常饮食的时候我们需要注意以下几个方面：

（1）三餐不少，进食宜早。

老年人消化系统不好，要少食多餐，早餐是必不可少的，不吃早餐会加重病情，因此患者要养成吃早餐的好习惯。晚餐尽量早点吃，预留足够消化食物的时间再入睡。

由于患者的认知能力下降，咀嚼能力和吞咽能力都会有一定程度退化，因此，食物宜软烂、易咀嚼、易消化，尽量食用温度适中、无刺、无骨、易消化的小块食物或者软质流食，如：稀饭、面条、面片汤、蒸鸡蛋、豆腐、碎肉末、菜泥。对于不能或者不愿意经口进食的患者，如果胃肠道功能允许，可以选择肠内营养（鼻饲）。

（2）荤素搭配，营养均衡。

老年期痴呆患者的餐食，应选择营养丰富、清淡可口的食品，注意荤素搭配、品种多样化，以清淡、低糖、低脂、低盐、高蛋白、纤维素丰富的食品为主，如蔬菜、低糖水果、干果、瘦肉、鱼、奶和蛋类、豆制品。五谷杂粮能保证老年人纤维素的来源，多食粗粮可防止便秘。老年期痴呆患者应少食高糖、油煎、油炸食品及动物内脏等高胆固醇食品，不可吃刺激性食物，忌烟酒、咖啡、浓茶。

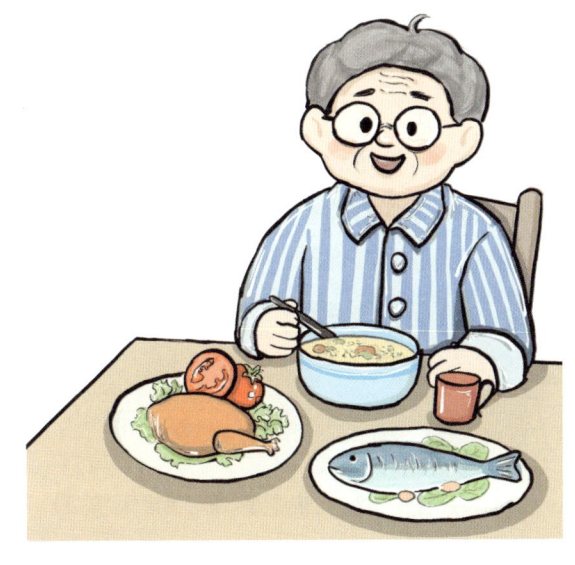

（3）按时补充维生素和微量元素。

维生素是维持正常生理功能不可或缺的物质，在日常生活中可通过新鲜水果、蔬菜和坚果等获取。维生素 C 和维生素 E 具有抗氧化的作用。B 族维生素参与三大营养物质代谢。老年期痴呆的患者，由于摄食不足，消化吸收能力降低，还需要注意铁、锌、硒的补充。

（4）可采用的保健膳食。

核桃粥：取核桃 30 克、粳米 20 克、大枣 10 枚，洗净，文火熬粥。

黑芝麻粥：取黑芝麻 3 克、粳米 10 克、洗净，文火熬粥，加蜂蜜。

首乌粳米粥：取何首乌 50 克，洗净，水煎 30 分钟，取浓汁去渣，加入洗净粳米 250 克，煮成咖啡色的粥食用。此粥有益肾健脾，补脑降脂之功效。

山楂绿茶饮：取干山楂片 10 克，绿茶 2 克，同置于保温杯内，冲入沸水，覆盖约 5 分钟后，代茶饮服。此茶有降脂降压，醒脑提神之功效。

木耳大枣汤：取黑木耳 15 克，大枣 10 枚，共用水浸泡，去杂质，洗净后加水适量，用文火煮 1 小时呈黏稠状，加入蜂蜜适量，分次食用。有滋阴补血，益气安神之功效。

二米大枣粥：取米 100 克，粳米 50 克，大枣 15 枚，共用冷水浸泡 30 分钟，加水 1000 毫升，煮沸后用文火煮成黏稠稀粥，分次食用。此粥有滋阴补肺，健脾养心之功效。

凉拌海蜇莴笋丝：取海蜇皮 150 克，莴笋 250 克，芝麻酱 30 克。将海蜇皮切细，用凉开水浸泡 2～4 小时捞出挤干水分，莴笋切成细条，盐渍 15 分钟挤干水分。将二者放入瓷盆中，拌匀调味即成。佐餐食用。此膳食有清热化痰之功效。

蘑菇鹌鹑蛋汤：取鲜蘑菇 50 克，鹌鹑蛋 3 颗，加水 200 毫升，一起煮汤，加入调料，即可食用。此汤有补脑益智，降脂稳压之功效。

54. 如何合理搭配饮食以预防和延缓老年期痴呆的发生？

B 族维生素、维生素 E、维生素 D、不饱和脂肪酸等多种营养素对认知具有保护作用。但是仅仅靠服用营养素不能很大程度上达到预防老年期痴呆的效果。单一营养素的补充或者多组补充剂有时会产生矛盾的结果，不利于人体对其的吸收和利用。一组食物的摄取往往比多种补充剂带来的营养价值更高。针对老年期痴呆的患者不建议通过直接服用 B 族维生素、维生素 E、不饱和脂肪酸等补充剂来增加营养素的摄入。健康的生活方式和饮食习惯才能预防和延缓老年期痴呆的发生。因此，要想预防老年期痴呆，重在改变饮食模式并遵循一定的营养原则。

（1）饮食模式——地中海饮食模式。

地中海饮食（Mediterranean diet），是泛指希腊、西班牙、法国和意大利南部等处于地中海沿岸的南欧各国以蔬菜水果、鱼类、五谷杂粮、豆类和橄榄油为主的饮食风格。地中海饮食也是美国心脏协会（American Heart Association，AHA）推荐的健康饮食模式，有助于预防心脏疾病及中风，降低肥胖、糖尿病、高胆固醇及高血压的风险。以下是地中海饮食模式建议的饮食方式：

1）限制红肉及甜品的摄入：地中海地区由于地域特色不经常吃红肉，而且主要吃瘦肉。

2）推荐适量食用家禽、鸡蛋、奶酪和酸奶：禽类、鸡蛋与奶制品是非常不错的蛋白质来源，相比红肉具有更低的患病风险，同时，鸡蛋与奶制品具有较高的营养价值，含有丰富的矿物质及微量元素。

3）建议每周至少吃两次深海鱼类或贝类及海鲜。

4）使用更健康的油类如植物油（橄榄油、菜籽油），限制动物油脂的摄入（如牛油、黄油）。

5）建议多食用新鲜的水果、蔬菜、豆类，主食尽量选择全谷类、全麦类食物。

6）每日适当摄入一些坚果：坚果中含有丰富的蛋白质、优质脂肪酸以及维生素等营养成分，但每日坚果摄入不宜超过 30 克。

7）多喝水：多喝水能够帮助消化和吸收、加速新陈代谢。除了每天喝水摄入的水分，我们在日常生活中还能靠蔬菜、水果等食物补充水分。虽然建议多喝水，但是喝水的量不宜太多，人体是一个平衡系统，过多或太少都会导致稳态失调。

8）调味料尽可能简单，可以采用香料代替食盐：根据中国居民膳食营养指南，建议成年人每日的摄入盐量为不超过 5 克。过多的摄入盐可能会增加高血压、心血管疾病等慢性疾病的风险。因此，控制摄入盐的量对于维护健康至关重要。

（2）MIND 饮食模式。

MIND（Mediterranean-DASH Diet Intervention for Neurodegenerative Delay，MIND）饮食模式，是地中海饮食模式和 DASH（一种预防及控制高血压的模

式）饮食模式的结合，这种饮食模式能够有效降低老年期痴呆风险。以下是MIND 饮食鼓励的 8 种食物：

1）绿色多叶蔬菜和非绿色蔬菜：每天多吃绿色蔬菜包括羽衣甘蓝、菠菜、熟蔬菜和蔬菜沙拉，尝试每天至少吃一次除绿叶蔬菜以外的其他蔬菜。最好选择非淀粉类蔬菜如萝卜、豆芽等。

2）浆果：每周至少吃两次浆果类水果，如葡萄、猕猴桃、树莓、蔓越莓、草莓、覆盆子、无花果、石榴、杨桃、番木瓜、蓝莓、西番莲等。

3）坚果：每天可食用去壳后 10 克重的坚果，大约相当于 10 颗杏仁。

4）橄榄油：多用橄榄油烹调，也可用山茶籽油等代替。

5）全谷物：多吃全谷物，主食中杂粮杂豆要占 1/3 以上。

6）鱼：每周至少吃一次鱼。最好选择富含脂肪的鱼类，如鲑鱼、沙丁鱼、鳟鱼、金枪鱼和鲭鱼。

7）豆类：每周至少四餐包含豆类。

8）家禽：每周至少吃两次鸡、鸭等禽肉，但是不包括炸鸡。

MIND 饮食建议限制以下 5 种食物：

1）黄油和人造黄油：限制摄入含黄油或是由黄油制成的食品，取而代之的是尝试使用橄榄油作为主要的烹饪脂肪，并将面包浸入橄榄油和香草中。

2）奶酪：建议每周吃奶酪不超过一次。

3）红肉：目标是每周不超过三次。此类别包括所有牛肉、猪肉、羊肉和由这些肉类制成的产品。

4）油炸食品：MIND 饮食模式非常反对油炸食品，尤其是快餐店的油炸食品，限制在每周不超过一次。

5）糕点和糖果：大多数加工零食和甜点——冰淇淋、饼干、巧克力蛋糕、点心蛋糕、甜甜圈、糖果等等，每周不超过四次。

55. 如何改善老年期痴呆患者的睡眠问题？

60 ~ 80 岁的健康老年人平均卧床 7.5 ~ 8 小时，平均睡眠时间 6 ~ 6.5 小时。老年人年纪越大，睡眠越浅。老年期痴呆患者睡眠障碍与脑功能退化导致的睡眠日夜节律的改变、社会交往的减少、身体活动的减少、情绪、夜间小便或药物因素有关。睡眠障碍常常表现为睡眠日夜颠倒、失眠、入睡困难等问题。

（1）营造良好舒适的睡眠环境。

一般人睡觉时室内温度在20℃～23℃最为适宜，在被窝内相对湿度保持在50%～60%最好。温、湿度过高或过低都会影响老年人的睡眠。使用空调时应该把卧室与室外温度保持在5℃以内，千万不可使用冷气或电风扇直接对着老人吹。

患者房间的窗帘可以安装遮光性好的窗帘，如果房间比较昏暗可以安装感应灯。做好房间隔音以免噪声影响老人休息。

床上用品最好选择具有吸潮性、保暖性、耐洗的纯棉制品。同时，定期清洁床上用品，保持干净整洁。

（2）减少白天休息时间。

老人常常午睡时间过长导致夜间睡眠时间短，可以稍微缩短老人午睡时间。老年期痴呆患者常出现日夜颠倒的睡眠障碍，晚上睡不着、吵闹，白天打瞌睡没精神，可以通过减少白天休息时间，增加夜晚睡眠时间慢慢调整。如果持续时间过长，可以根据医嘱服用药物来改善睡眠障碍。

（3）适度运动。

尽量让患者在白天时多做一些运动，如散步、做操、打太极等运动，消耗一定的体力。在睡前可以让患者听听助眠音乐或泡脚，帮助患者快速入睡减少失眠。

（4）饮食控制。

咖啡、茶或功能性饮料会引起患者失眠，在日常生活中要控制患者的摄入量。晚餐时间尽量早一点，吃一些易消化的食物，控制摄入的量，尽量不要吃太饱。

56. 对老年期痴呆患者进行清洁护理时，应注重哪些细节？

对老年期痴呆患者进行清洁护理能够减少各类并发症的发生，有助于提升患者的生活质量。老年期痴呆患者常常伴有行动迟缓、大小便失禁等问题，在日常生活中应该更加注重患者的清洁护理。病情严重时，患者基本失去生活自理能力，作为病人家属，我们要在生活中担负起照料患者的责任。在照顾患者日常起居时，我们要注意以下几个方面的清洁护理细节。

（1）老年期痴呆患者沐浴时注意事项。

老年期痴呆患者行动不便、记忆力差，在沐浴时需要有专人协助以防患者受伤，协助的同时也要尊重患者的自尊心，有些患者不愿意全身裸露在外，可以为他们披上浴巾，帮助他们完成沐浴。

有时患者会抗拒沐浴，可能是因为水温不合适、淋浴设备不会使用等问题，我们要耐心询问并消除他们内心的抗拒。

患者不能够分辨各类洗护产品，可以做好一定的标记，放在他们方便拿放的位置。

定期帮助患者清洁身体，针对大小便失禁的患者建议每天沐浴一次，洗完后及时用干毛巾擦干水分。

淋浴间的地面要时常清理水渍，在地面上铺上一层防滑垫，以防患者摔倒。可以为患者准备浴盆或者椅子，让患者躺着或者坐着沐浴降低患者摔倒的风险。

在为患者沐浴时要注意患者皮肤上是否有出现伤口、淤青等，尽量避开伤口处清洗，沐浴后及时处理。

老年人的皮肤容易干燥。沐浴后，擦干净水分，一定要擦保湿霜或乳液。

刚开始的水温不宜过烫，等患者适应后再慢慢添加热水，以防温度过高或过低给患者带来的不适。

（2）老年期痴呆的口腔护理。

如果患者不能够自理口腔卫生，应定期给他刷牙，并让其养成早晚刷牙的习惯。

患者由于年老会有蛀牙或者牙齿容易松动的问题，在日常生活中我们要多加注意牙齿疼痛或者牙齿脱落等问题。

佩戴假牙的患者也要定期对假牙进行清洁，注意患者佩戴假牙是否会有不适感，如有不适及时找医生调整。

对于牙齿敏感的患者忌食生冷、酸性食物。

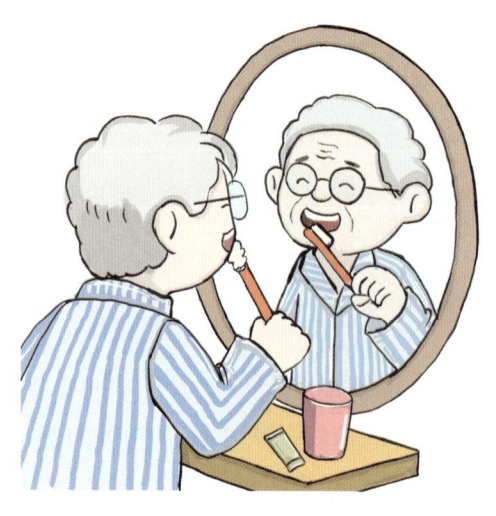

57. 如何保持老年期痴呆患者的生活质量？

（1）适当运动。

运动在提升老年期痴呆患者的生活质量中扮演着举足轻重的角色。低强度的活动（如散步）特别适合老年期痴呆患者，能促进血液循环，同时身体协调的动作也有助于大脑的锻炼。在日常生活中，患者可以通过简单的手指锻炼来活跃大脑神经，如抓握和揉捏等动作，这不仅能够促进血液循环，还能减缓脑细胞的衰老。此外，太极拳或简单的体操也是不错的选择，能够帮助改善患者的肢体功能。若身体状况允许，适量的力量训练可防止肌肉萎缩，但在此过程中应特别注意运动的正确姿势和安全性。

为了预防跌倒等意外，平衡训练也是十分重要的，可以尝试单脚站立或走直线等方法。通过这些综合的运动措施，结合患者的兴趣和身体状况进行选择，并在家属的悉心陪伴和关注下确保安全，可以有效地维持并提升老年期痴呆患者的生活质量。

（2）管理饮食。

老年期痴呆患者的饮食管理需要细心且周全地考虑。要确保患者饮食定时定量、均衡多样，包括新鲜蔬果、全谷类、蛋白质及健康脂肪的摄入。同时，要特别留意患者的液体摄入，以防脱水。同时，针对患者的咀嚼和吞咽能力，食物质地需作相应调整，保证安全易食。此外，食物的新鲜与卫生同样重要，以避免食物中毒或感染。在尊重患者的饮食习惯和偏好的同时，还应提供富含优质蛋白质、健康脂肪、维生素及胆碱的食物，这些食物对于维持患者的肌肉力量、免疫功能及大脑功能至关重要。通过这样的饮食管理，能为患者提供全面均衡的营养支持，从而提升他们的生活质量。

（3）提供舒适环境。

老年期痴呆患者的居住环境应精心设计，以确保其安全、舒适并易于导航。首先，必须消除所有潜在的安全隐患：清除障碍物、避免使用有棱角的家具并保持地面干净、防滑，以降低跌倒的风险。在洗手间等高危区域应特别安装扶手，以提供额外的支撑。家具的布置应简洁整齐，避免过于拥挤或杂乱，以维持一个宽敞、通透的空间感，从而减轻患者的压抑和烦闷感。浅淡柔和的墙壁颜色以及舒适的照明是营造宁静温馨氛围的关键，同时还要注意避免过强的光线直接刺激患者的眼睛。室内的温度和湿度应根据患者的舒适度进行调整，确保他们始终处于一个宜人的环境中。

此外，保持室内安静、减少噪声干扰对于患者的休息和睡眠至关重要。可以为患者提供一个私人的小空间，让他们可以自由地摆放个人物品，这样不仅能增强他们的归属感，还有助于提高他们的生活质量。

（4）建立规律作息。

保持固定的日常活动时间和休息时间，可以帮助他们建立稳定的生活节奏，减轻混乱和不安的感觉。

制订作息计划：为患者制订一个明确且易于遵循的作息计划，包括固定的起床、进餐、活动和休息时间。可以使用大字体、图表或图片等形式展示，帮助患者更好地理解和记忆。

保持一致性：尽可能地在每天的同一时间进行相同的活动，以帮助患者形成习惯和节奏感。例如，每天早上在同一时间进行早餐和散步等活动。

限制刺激性活动：避免在患者睡前进行刺激性强的活动，如观看紧张刺激的电视节目或电影，以及饮用含咖啡因的饮料等。

规律饮食：合理安排患者的饮食时间，确保他们在规定的时间内进食。晚餐不宜过饱，以免影响睡眠。

建立睡前例行程序：在患者睡前建立一个固定的例行程序，如洗漱、换衣、听轻音乐等，帮助他们放松心情，逐渐进入睡眠状态。

（5）鼓励简单自理。

在患者能力范围内，鼓励他们进行日常生活自理，如穿衣、洗漱等，以增强自信心和自尊心。

提供适当的辅助工具如扶手、步行器、浴室座椅等，以帮助患者在行走、洗澡、如厕等方面进行自我照顾。

制定简单易懂的日常任务：为患者制定简单且易于理解的日常任务，如穿衣、洗漱、进食等，以增强他们的自理能力和自信心。可以根据患者的具体情况，将这些任务分解为更小、更易完成的步骤。

建立固定的日常生活流程：形成固定的日常生活习惯有助于患者记忆并自发地进行自理活动。例如，固定的起床、洗漱、进食、活动等时间。

给予正向激励和反馈：每当患者成功完成一个自理任务时，及时给予肯定和鼓励，这可以提高他们的积极性，使他们更愿意尝试和完成其他任务。

提供适当的培训和指导：针对患者具体的自理困难，提供耐心、细致的培训和指导，帮助他们掌握必要的生活技能。这种培训应该是循序渐进的，根据患者的接受程度和能力调整培训内容。

保持耐心和理解：在鼓励患者进行简单自理的过程中，要保持耐心和理解，因为老年期痴呆可能会导致他们的学习能力和记忆力下降。如果患者在尝试自理时遇到困难或表现出挫败感，要给予及时的关心和支持。

58. 老年期痴呆患者的情绪问题如何处理?

老年期痴呆通常会出现心理行为障碍，使得患者的情绪和行为发生变化。疼痛、瘙痒、温度不适都是导致患者情绪暴躁的原因。老年期痴呆患者常常会感到焦虑和抑郁，因为他们无法像过去那样轻松地完成日常任务。这些情绪问题不仅会影响他们的生活质量，还会加重病情。

（1）耐心对待。

当我们面对患者性情大变时，要先调整好自己的心情，耐心地照顾患者，尽量迁就患者的要求，给予他们多一点的包容和理解。千万不能伤害到患者的自尊以及心理，要在言语中给予他们鼓励与安抚，禁止使用冷暴力或行为暴力的方式来对待患者。

（2）做好心理疏导。

老年期痴呆初期，心理变化是复杂的，而且情绪多变，患者会出现记忆力减退或者失眠的症状，从而出现悲伤和抑郁，失去了生活的信心，这个时

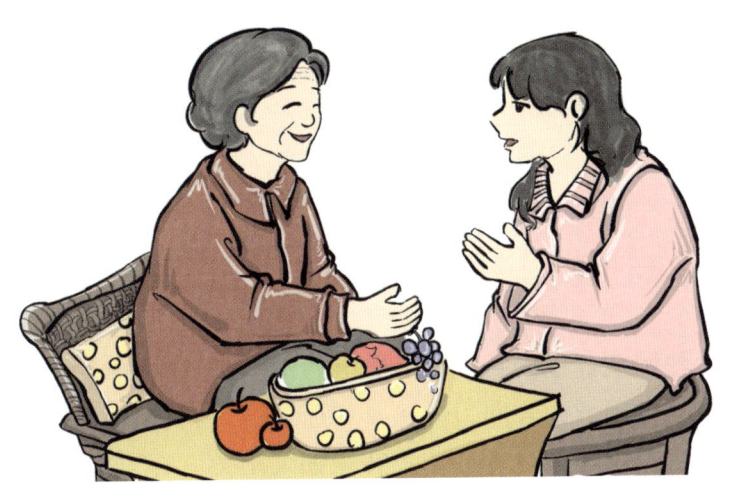

候一定要做好患者的心理疏导，及时地消除他们的顾虑，多和患者沟通交流，让他们诉说出心中的苦闷。患者常常会出现情绪不稳定的情况，我们要耐心询问、疏导他们，消除不安情绪。

（3）保持健康生活方式。

均衡的饮食、适量的运动、充足的睡眠有利于患者的身心健康。丰富多彩的生活方式能够减少患者焦虑和抑郁的情绪。

（4）培养兴趣爱好。

鼓励患者发掘新的兴趣爱好，有助于激发他们的生活热情。在增添生活乐趣的同时，能够有效缓解病情。

（5）多与外界相接触、交流。

老年患者也需要一定的社交环境，多与朋友沟通交流，让他们内心不再感受到孤独，能够拥有美好的心情。

（6）专业治疗。

寻求专业的医疗建议和治疗是应对老年期痴呆的关键。药物治疗和心理辅导可以帮助患者控制症状、缓解焦虑和抑郁的情绪。

59. 老年期痴呆患者的非药物治疗的方法有哪些？

非药物治疗的方法包括认知训练、音乐疗法、怀旧疗法等方法。

（1）音乐疗法。

中国古代就有用音乐来治疗疾病的先例，《黄帝内经》中记载："天有五音，人有五脏；天有六律，人有六腑"。中医五音，是根据古代的宫、商、角、徵、羽5种调式音乐的特性与五脏五行的属性关系来选择曲目，进行调养治疗。心气不足用徵调式曲目如《喜相逢》《百鸟朝凤》。忧伤肺所致肺气虚，肺失宣降所致咳喘，可选商调式音乐如《阳关三叠》《黄河大合唱》。肾气虚、肾不纳气所致的咳喘，可选择羽调式曲目如《昭君怨》《塞上曲》等。音乐疗法在集中注意力、增强记忆力、改善情绪状况等方面都有明显的功效。常见的音乐疗法有欣赏式音乐疗法、参与式音乐疗法、音乐电疗以及音乐按摩疗法等。

（2）怀旧疗法。

怀旧疗法又被称为缅怀疗法，是指通过怀旧的主题引导老年人回忆过往的美好生活，并结合当下的感受进行新的阐述，以帮助老年人减少不良情绪，加深自我的了解，肯定自我价值，获得人生意义的治疗过程。怀旧疗法作为一种心理干预方法已被证明对老年期痴呆患者具有一定的治疗作用，可以缓解抑郁情绪，改善认知功能，提高日常生活行为能力和生活质量以及改善健康状态。通过对过去事件、情感及想法的回顾，帮助患者增强幸福感、提高生活质量及对现有环境的适应能力。可以通过个人或者团体的形式进行，怀旧的方式有回忆老歌、回忆老照片、观看老电影、讨论回顾旧时美好时光。这种疗法通过引导患者回忆过去的经历和感受，并鼓励他们分享相关的故事和感想，以促进患者间的互动和交流。

（3）认知训练。

认知训练涵盖的认知域应包括但不限于视觉、定向、注意、记忆、执行、语言、社交等训练。认知训练虽然不能阻止老年期痴呆的病理进程，但是可以有效改善患者的认知能力，为家庭减轻一定的负担。在进行认知训练之前我们要了解患者的认知受损情况，如记忆受损、语言功能受损、逻辑推理能力受损等，根据不同的情况采取相应的训练方式。

记忆力训练：老年期痴呆患者常常出现记忆力减退的症状，因此记忆训练是非常重要的一部分。训练包括回忆过去的事件、人名、物品等，通过不同的记忆力的训练方法，如联想法、分组法等，来提高患者的记忆力。

定向力训练：应用醒目的标记，对卧室、床铺、卫生间等做出标识，便于患者识别。反复告知患者地点、天气、日期、时间等信息让患者产生相关概念。每天坚持训练，减少定向障碍，最大限度地恢复其独立生活能力。

语言训练：老年期痴呆患者的语言能力常常受到影响，他们可能会出现说话困难、理解困难等症状。因此，语言训练对于改善他们的交流能力非常关键。语言训练可以包括词汇记忆、语句构造、对话练习等。

注意力训练：老年期痴呆患者的注意力常常较差，容易分心或者无法集中精力。注意力训练可以通过各种方式进行，如解决数学题、完成拼图，以提高患者的集中注意力和思维敏捷性。

视觉训练：老年期痴呆患者常常遇到视觉空间能力下降的问题，如迷路、无法辨认物体等。视觉训练可以通过观察图像、找不同、拼图等方法进行，以提高患者的视觉辨认和空间感知能力。

执行功能训练：老年期痴呆患者的执行功能受损，常常出现计划能力差、决策困难等问题。执行功能训练可以解决问题、制订计划、进行决策等方式进行，以提高患者的执行能力和问题解决能力。

社交能力训练：多让患者融入社会与正常人沟通交流，多去户外走走看看，以恢复患者沟通交流能力。

60. 如何强化老年期痴呆患者的身体机能？

对于老年期痴呆患者，强化身体机能是非常重要的，身体的健康状况可以帮助提高患者的认知功能和生活质量。规律的体育活动可以在一定程度上抑制老年期痴呆的潜在风险因素，有效延缓老年期痴呆患者身体机能衰退。经常运动的老年期痴呆患者在认知力、注意力、反应力等方面都具有较大的改善，从而延缓老年期痴呆症状。从早期药物治疗开始，应该让老年期痴呆患者养成规律的运动习惯，通过锻炼促进患者血液循环，增加脑部血液供给，从而起到延缓衰老的作用。适合老年期痴呆患者的运动主要有有氧运动、身心运动等。建议尽量开展患者喜欢的运动项目，针对患者目前的身体状况选择合适的强度。

有氧运动较简单且不受场地限制，患者能够长期坚持下来养成一个良好的习惯。但在实施时还需要注意以下几点：

1）专人指导：老年期痴呆患者在进行有氧训练时，需要专业人员在一旁进行指导，可以是相关的运动专家或者经过专业培训的家属，运动场地没有限制，可以选在户外或者室内开展。

2）选择适合的运动项目：有氧运动项目多样，如慢跑、步行、骑行、跳舞以及瑜伽等，患者应该根据个人的身体情况以及爱好选择合适的运动项目。

3）调节运动强度：不同的训练强度对病情的改善程度不同，患者的训练强度应该根据身体素质的好坏而调节，或者根据不同的阶段设置不同的训练强度。由于有氧运动的方式、强度的不一样，我们需要根据患者自身状况的不同，由专业的运动专家和医护人员共同为患者制订运动计划并在训练过程中进行指导。

太极拳、八段锦、气功便是几种常见的身心活动方式。与单一的运动方式相比，长期的身心运动对老年人身心健康的发展具有更佳的效益。太极拳、八段锦、气功在中医角度上能够调和气血、平衡阴阳、疏通经络、调节人体脏腑。

61. 老年期痴呆患者的家庭照护者应如何减轻压力?

当家中有老年期痴呆患者时，其他家庭成员常常会面临巨大的心理压力。这种压力可能来自多个方面，包括照顾患者的日常需求、应对患者行为的变化、处理情感上的失落和挫败感，以及经济负担等。以下是一些建议，以期能帮助家庭成员应对这些心理压力:

（1）寻求社会支持。

不要独自承受所有压力。寻求社会支持有助于缓解照护压力，与亲友分享感受和困难以获得情感支持。加入照护者团体，可以与有相似经历的人交流经验、互相鼓励，并获取实用建议。通过这样的互动，照护者能减轻孤独感，找到应对挑战的力量和策略。

（2）自我调适与放松。

在照顾他人的同时，不要忽视自己的需求。确保照护者也有时间自我调适和放松。定期检查自身身心健康，适时调整照护方式并确保合理分配休息时间。培养兴趣爱好和放松技巧有助于转移注意力、减轻压力，如阅读、散步或听音乐等，都能帮助缓解紧张情绪，提升幸福感。这些活动使照护者能够更好地调整状态，以积极心态面对照护任务。

（3）建立积极的应对态度。

作为照护者，面对老年期痴呆带来的压力，应建立积极应对态度。接受疾病现实，保持乐观，着重于通过优质照护提高患者生活质量。视照护为有意义的过程，关注并肯定患者的进步和积极变化以获得成就感。同时，学会自我激励，在照护中注重与患者积极互动，每当患者有所进步时，给自己鼓励和奖励。此外，不忘在生活中寻找乐趣，保持心情愉悦和放松。

（4）利用专业资源。

提升照护能力、减轻压力，可利用专业资源。寻求心理咨询师或社工的专业辅导，获取针对情绪管理和应对技巧的指导，增强心理承受力。同时，关注并使用政府和社会提供的各类照护服务，如医疗援助、居家服务、日间照料中心等，以获得实际支持，减轻照护任务的压力。合理利用这些资源，有助于更好地处理照护过程中遇到的各种需求和挑战。

（5）教育和学习。

通过深入了解老年期痴呆的症状、病程以及有效的管理策略，家庭成员可以更好地理解患者的行为和情绪变化。这种知识不仅有助于减少误解和冲突，还能提供实际指导，帮助家庭成员更有效地应对患者的日常需求。通过学习，家庭成员可以更加自信地面对挑战，减轻自身的心理压力，并为患者提供更贴心的照护。

（6）设定界线。

由于照顾工作往往繁重且持续不断，家庭成员很容易陷入过度投入的状态，忽视了自己的需求和感受。然而，长期忽视个人空间和时间会导致心理压力累积，甚至可能引发情绪崩溃。因此，学会设定界限并坚持它们，是保护自身心理健康的有效手段。这意味着要学会说"不"，懂得在照顾患者的同时，也为自己留出休息和放松的时间。通过设定界线，家庭成员可以更好地平衡照顾责任和个人需求，从而维持更加健康、积极的心态。

62. 老年期痴呆患者的药物管理应注意哪些方面?

药物管理通常是由具有本领域专业知识的人员向患者提供的用药咨询与指导，并对患者进行药物自我管理培训的一项专业化服务，可帮助提高患者的服药依从性，确保患者用药安全有效，达到治疗目的。

通常，症状较轻的老年期痴呆患者能正确认识到自己的患病事实，并希望借助医疗或药物手段维持当前的认知水平，因而能积极配合医生与家人进行规律性服药。此阶段，我们可以与医生充分沟通，深入了解患者服用药物的使用说明、疗效、不良反应等，帮助我们预防及应对服药后可能出现的突发状况。当患者同时服用多种药物时，要分清不同药物的服用时间及频次，并向医生询问不同药物是否可以同时服用，不能同时服用的药物服用间隔时间约为多久，药物是否需要减少用量或程度。服药遵医嘱，不可随意换药、停药或加减药量。保留好药品外包装，方便医生快速了解用药情况，若对药物疗效或患者服药后的表现有疑问，应及时询问医生，找到确切原因。及时检查药品的使用期限，过期或失效的药品要及时丢弃。

对于症状较重的患者，由于他们无法意识到或者已经忘记自己的患病事实，因而服药依从性下降，常出现抗拒服药的情况，对此我们应尽可能保持情绪稳定，语气平和与患者进行沟通。服药时，为避免患者抗拒及怀疑，可经医生同意，称此时服用的药物为对身体有好处的保健品，观察患者情绪是否有所缓和；若患者仍然怀疑，则可事先将药物装入吃完的保健品空盒中，在患者面前进行取药的行为，获取其信任。可以将药物碾碎后混入食物中后，让患者服用，但使用该方法前需提前询问医生药物碾碎后服用是否影响药效，无影响则方法可行。患者服药后，示意其张嘴并检查口腔内是否有残留药物，避免患者未将药物吞下。

63. 老年期痴呆患者的换季护理应当注意哪些细节?

季节变换对于老年期痴呆患者的生活质量具有明显影响。首先，患者的认知功能可能会因光照时间或温度的转变而发生改变；其次，在温暖环境到寒冷环境的相互转换过程中，患者可能会出现明显的情绪波动或思维混乱，并会影响患者的身体健康和舒适度；最后，季节变换时，日照长短的变化亦会干扰其睡眠模式，并对他们的睡眠质量产生负面影响。因此，老年期痴呆患者的换季护理仍需要格外留意。

老年期痴呆患者在季节变换时可能会出现的问题包括：

1）情绪变化：季节性情感障碍（Seasonal Affective Disorder，SAD）可能会影响患者的情绪和行为。

2）睡眠模式改变：昼夜节律的紊乱，可能导致睡眠质量下降。

3）活动水平变化：冬季可能会减少户外活动，导致社交孤立和身体活动减少。

4）健康问题：寒冷的天气可能会加剧其他健康问题，如肺部感染。

5）为了帮助老年痴呆患者更好地适应季节变化，可以采取以下措施：

①关注患者状态及异常表现，以确保其需求得到满足。

②监测患者的睡眠模式，并在必要时寻求医疗建议。

③提供舒适的室内环境，保持恒温，避免温度波动对患者造成的情绪波

动及身体不适。

④确保患者有足够的日间活动和社交互动，以减少孤独感和焦虑。

⑤根据气温变化及时调整饮水量，并尽量保持固定的如厕时间，以避免饮水过量或不足。

⑥鼓励患者进行适量的户外活动，或者在室内进行适当的运动，以保持身体活力。

⑦与医疗专业人员合作，确保患者的医疗需求得到满足，包括药物管理和定期健康检查。

64. 如何处理老年期痴呆患者的大小便失禁问题?

照护人员在处理老年期痴呆患者大小便失禁时，首先需要对他进行详细的评估和观察，这包括了解患者日常生活中的如厕习惯，包括他们是否能够意识到自己需要如厕，以及他们是否能够独立完成如厕过程。照护人员需要观察患者是否有尿急、尿频或排便困难等症状。患者很容易受感染、便秘、药物、前列腺肥大等原因影响而导致失禁，照护人员还应该记录患者大小便的时间和频率，以便发现任何异常的情况，及时咨询医生寻求合适的药物治疗方案。医生可能会建议使用药物或其他医疗干预措施来改善失禁症状。如果患者经常在夜间失禁，可能需要在晚上定时带他们去厕所。通过这些观察，照护人员可以预测患者可能需要如厕的时间点，并在这些时间点上给予适当的提醒和帮助，以减少失禁事件的发生。

一旦发生失禁，家属或护理人员应当立即采取行动，使用温水和专为敏感皮肤设计的无刺激性清洁剂来清洗患者皮肤。在清洗过程中，应采用柔软的布料或海绵，以轻柔的手法擦拭，避免用力擦洗，减少对皮肤不必要的摩擦和损伤。清洗后，要确保皮肤被彻底擦干，特别是皮肤褶皱和缝隙处，因为残留的水分会加速细菌的繁殖，增加皮肤问题的风险。随后，涂抹一层适当的皮肤保护剂或保湿霜，有助于锁住皮肤水分，形成保护层，隔离尿液和粪便等刺激物，减少皮肤受到外界潮湿环境的影响。这样的护理程序对于预防和减少失禁性皮炎、压疮等皮肤并发症的发生非常有效。日常生活中可以为患者准备坐便器，为了减少患者不安的情绪可以安装上合适高度的扶手，减少大小便失禁弄脏衣物的情况。必要时可为老年期痴呆患者提供合适的成人纸尿裤或护理垫以确保他们舒适和健康。选择合适的成人纸尿裤或护理垫时，首先要考虑其吸水性，确保它们能够迅速吸收液体并保持表面干爽，以减少皮肤与湿气接触的时间。此外，成人纸尿裤或护理垫的材质应选择对皮肤温和、无刺激性的材料，以减少对皮肤的不良反应。定期更换成人纸尿裤或护理垫可以预防皮肤问题。即使成人纸尿裤看上去没有完全湿透，也应根据患者的具体情况和产品的使用说明进行更换。这是因为即使少量的湿气也可能导致皮肤问题，尤其是对于那些行动不便、长时间卧床的患者。对于有创口的患者，如压疮或其他皮肤损伤，建议使用伤口保护膜和造口粉。伤口保护膜可以在皮肤表面形成一道屏障，保护伤口不受排泄物的刺激，同时促进伤口愈合。造口粉则可以吸收伤口周围的湿气，减少摩擦，帮助保持伤口的干燥和清洁。

合理的饮食也可以预防和处理大小便失禁。首先，保证患者摄入充足的水分是基础，水分能够帮助软化粪便，减少便秘的发生，从而降低大便失禁的风险。同时，适当地摄入膳食纤维能够促进肠道蠕动，有助于形成健康的大便并预防便秘。护理人员应为患者提供富含纤维的食物如全谷物、水果、蔬菜等。除了预防便秘，饮食管理还需要注意避免那些可能导致腹泻或尿频的食物和饮料。某些含糖量高的食品、含咖啡因的饮料，以及一些具有轻泻作用的食品都可能增加失禁的风险。因此，应限制这些食品的摄入，选择那些容易消化且对膀胱和肠道友好的食物。

65. 如何增强老年期痴呆患者的记忆力?

记忆力损伤是老年期痴呆患者的主要症状之一，疾病早期时表现为近记忆力下降，中期逐步发展为远记忆力下降，而在疾病后期患者的记忆力将会全部丧失。记忆力下降导致患者出现人格改变、情绪起伏、情感漠然等现象，这些无疑为照顾者带来了沉重负担。患病后，通过调节饮食、对患者进行记忆力训练等可有效延缓记忆力的下降:

（1）饮食管理。

低盐饮食:若日常饮食中含有过多盐分，可能会导致脑内海马区域产生氧化应激，损伤记忆力。此外，长时间摄取过多盐分也是高血压产生的原因之一，高血压与诱发老年期痴呆的多种危险因素高度相关。因此，控制摄盐量在一定程度上有利于维护患者的记忆力。

减少食用高升糖指数（GI）食物：高GI食物指的是GI > 70，食用后引起体内血糖水平快速升高的一类食物如馒头、白米饭、西瓜等。血糖水平升高，易诱发神经炎症，造成脑功能损伤，同时应注意少食用含糖量过高的食物。

蔬菜和水果等食物中富含维生素，大豆、山药和海鱼等食物中富含卵磷脂，鸡蛋、牛奶和牛肉等食物中富含优质蛋白质，对于维护记忆功能均具有良好影响，此外亦可在医生指导下定量服用维生素、鱼油等保健品。

少饮酒，酒精对于脑神经具有不可逆的损伤，因此饮酒量也是重要的控制因素。

（2）记忆功能训练。

回忆训练：找一些跟患者经历相关的物品如照片、报纸等，向他们讲述过去的事情，引导他们回忆过去，并鼓励老人表达；需要注意，有些老人年轻时经历了很多苦难，避免引发悲伤的情绪。

图像记忆训练：为患者提供不同的图片，在规定时间内让患者记住图片中的内容，拿走图片后让其描述图片中的内容，训练患者的图像记忆能力。

复述短小故事：给患者读一个简短有趣的小故事，听完后，让他们回忆故事细节，并用言语清晰表达。

日常可增加实用性活动来改善记忆力，如绘画、书法、编织、剪纸等，通过多动手、动脑来刺激神经活动，延缓记忆减退。

对于中晚期患者，以改善自理能力的记忆训练为主，如基本日常生活活动训练，按照一定顺序进行吃饭、洗漱、转移、如厕、脱衣、穿衣等活动，多重复。

家人多聆听、多鼓励，加强语言沟通交流，延缓记忆衰退。

66. 如何帮助老年期痴呆患者进行认知训练？

对于轻中度的老年期痴呆患者，适当的认知训练可有效延缓其病情发展，在家中我们可通过以下活动帮助患者进行认知训练。

（1）注意力训练。

数字方格训练：制作方格卡片（如3×3开始，逐步增加至5×5），随机填入不重复的数字（如 1 ~ 9，1 ~ 25）。要求患者按顺序指出数字位置并念出数字。

点连线：提供标有数字或字母的点图，让患者按顺序连线形成图案。从简单图案开始，逐渐增加复杂度。

听指令做动作：设定特定类别词语对应的动作（如"水果"举右手，"动物"举左手）。念出一组词语（如：橙子，老虎，书包，苹果，钢笔），患者听到对应类别词语做相应动作，其他词语不动。注意观察患者反应，及时调整难度（词语数量、类别区分度）和时长。

（2）计算能力训练。

模拟购物：利用日用品，让患者计算单件价格、总花费、找零等。

基础运算：进行 100 以内的加减乘除心算或笔算练习。

画钟表：说出一个具体时间（如"9 点 20 分"），让患者在空白纸上画出完整的钟表盘（标出 1 ~ 12 数字），并准确画出时针和分针的位置。

（3）思维训练。

数字分类：让患者复述 1 ~ 50 的数字，然后将奇数和偶数分开复述。

联想与描述：围绕一个主题（如"猫"、"苹果"），鼓励患者尽量说出其特征、功能、相关事物等。

信息理解与讨论：陪同患者看报纸、听收音机、看电视新闻或简单节目，帮助理解内容，并就其进行简单讨论。

纸牌游戏：玩简单纸牌，如将几张牌按数字大小排序，或从一堆牌中挑出某一特定花色（如所有红桃）。

拼图游戏：使用拼图，图案从简单到复杂过渡，训练空间想象和问题解决能力。

记忆辅助：使用大字体、图片化的每日日程表，明确标注活动时间安排，帮助患者理解和记忆日常流程。进行记忆游戏，如配对卡片（翻牌找相同图案）。

（4）定向力训练。

时间定向：使用带有大指针的醒目钟表，不时询问患者时间。使用可撕式日历，让患者每天亲自撕下一页。

人物定向：经常向患者介绍身边的家人、朋友、照护者等熟悉的人。

空间定向：带患者在熟悉环境（如家附近）散步，指出显著地标、路线特征，鼓励其尝试记住从家到特定地点（如小卖部、公园）的路线。或者（在能力范围内）鼓励患者使用简单的社区地图或室内平面图来找到特定房间或设施。

（5）生活自理技能训练。

分解步骤与手把手指导：将洗脸、刷牙、穿衣、叠被、梳头、洗澡等任务分解成简单、清晰的小步骤。照护者先演示，然后让患者模仿执行。必要时给予温和的肢体引导。

使用视觉提示：在常用物品和区域贴上简单易懂的标签或图标（如图片＋文字），标明物品用途或存放位置（如在衣柜内贴"衬衫""裤子"标签，在牙刷杯上贴牙刷图片）。

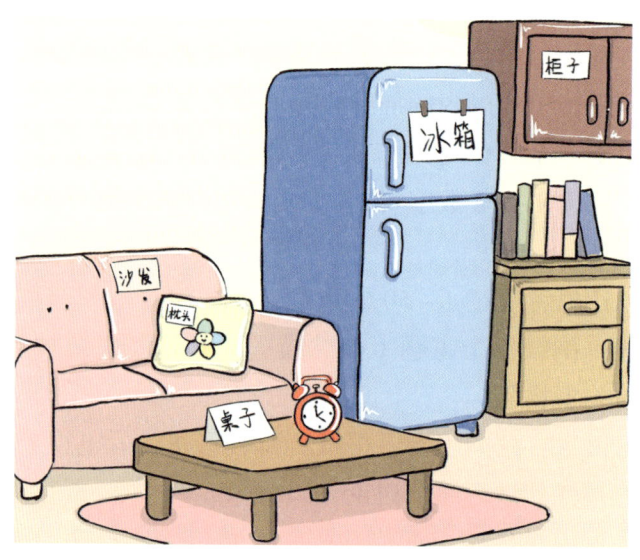

鼓励独立完成：尽量让患者独自完成各项任务。照护者可在旁用简短、清晰的指令进行口头提示和鼓励（如"拿起牙刷""挤牙膏""刷牙齿"）。

渐进式协助与目标设定：若患者能独立完成，可鼓励其缩短完成时间或提高完成质量。若不能独立完成，照护者应悄悄提供最小必要的协助（如帮忙扣最上面一颗扣子），避免完全代劳。目标是让患者尽可能多地参与。

做家务活动：根据患者能力和兴趣，邀请其参与力所能及的家务，如择菜、擦桌子、摆放餐具、整理自己的衣物、浇花等，增加其参与感和价值感。

（6）语言交流训练。

复述与讨论：给患者读简短的新闻、故事摘要或看过的电视节目内容，鼓励其尝试复述主要信息或进行简单讨论。

日常对话参与：主动与患者进行日常对话。使用简单、直接的语言提问

（如"今天天气好吗？""午饭想吃什么？"），耐心等待患者组织语言回答，认真倾听并回应，即使回应简短或缓慢。

命名与描述：鼓励患者说出常见物品的名称、描述其用途或特征。

（7）运动与体能锻炼。

设计或选择适合的、符合认知的轻度运动，如太极拳、八段锦、简单瑜伽、伸展运动等，有助于提高身体协调性、平衡感和专注力。

鼓励参与轻度集体活动，如园艺、散步小组、轻柔舞蹈、丢沙包等，既锻炼身体，也促进社交互动。

（8）生活实践能力训练。

模拟购物体验：使用模拟货币和物品（真实或图片），让患者练习选择商品、计算价格、付款等步骤，增强计算能力和实际生活技能。

（9）重要支持策略与注意事项。

怀旧疗法：利用老照片、熟悉的音乐、旧物件、讲述过去的故事等方式唤起患者美好的旧时记忆，有助于稳定情绪、提升愉悦感和建立连接感。

个性化方案：训练计划必须基于患者的兴趣爱好、当前认知功能水平、身体能力、情绪状态来制订。选择患者感兴趣的活动会大大提高参与度和效果。定期评估患者状况，灵活调整训练内容、难度和时长。

照护者的耐心、理解与沟通：认识到老年期痴呆导致大脑功能衰退，学习和记忆变得异常困难。教授同一个简单动作可能需要数十次甚至数百次的重复。避免急躁和责备。使用简单、直接、肯定的语言。一次只给一个指令。配合肢体语言、示范、实物提示（指实物或图片）能帮助理解。保持温和、鼓励的语气。

不急于求成：每个患者的进展速度和能力不同。尊重他们的节奏，给予充足的时间和空间去尝试和完成。

积极鼓励与强化：敏锐发现并及时肯定患者每一个微小的努力和进步（如"这个扣子扣得真好！""今天自己刷牙真棒！"）。真诚的表扬能极大增强患者的自信心和积极性。

关注情绪：密切观察患者在训练中的情绪反应（如挫败、烦躁、焦虑）。如果出现负面情绪，立即暂停或降低难度，给予安抚，换个时间或活动再尝试。避免强迫。目标是保持训练的愉悦感和参与感。

营造支持性环境：保持环境安静、舒适、减少干扰。让患者感受到家的温暖、安全和无条件的支持。

67. 如何与老年期痴呆患者进行有效沟通？

在照顾老年期痴呆患者的过程中，我们与患者之间时常会出现难以理解、沟通不畅的状况。造成这一状况的原因一方面是由于患者的认知水平及记忆功能下降，使其在表述时无法使用恰当的词语或句子表达情绪和想法，给我们理解患者的真实需求造成一定困难；另一方面是由于患者的思考及感知能力下降，使其无法完全理解他人的表述、表情、语气或行为，甚至会误以为他人会伤害自己，进而表现出烦躁、不安、反抗等激烈表现。作为家庭照顾者，更好地理解患者所说的话，更好地让患者明白我们所说的话，将会减少不小的照顾压力。

那么，我们该怎么做呢？首先，在心理上我们要接纳患者的世界，站在患者的角度，而非完全健康的人的角度，在由他们的喜好、顾虑、思维方式，以及特有的表达方式所构成的规则里进行沟通，这对于准确理解患者的想法和情绪十分必要。其次，减少环境干扰，嘈杂的环境极易使患者分心，无法集中精神理解对话。营造安静舒适的沟通环境，室内光线柔和，并且陪患者聊聊天、看看电视，建立患者对环境的安全感、对家人的信任感，为沟通创造有利条件。最后，任何时候都不要放弃与患者的交流，平和的语气、微笑，以及缓慢的动作可以让患者感到安全，按照患者的兴趣耐心地劝导，才可能让他安静下来。

此外，下面这些小提示也可以帮助我们与患者更好地沟通：

沟通开始前，我们可从患者前方缓慢接近，并进行眼神上的接触，以吸引其注意力，点头、微笑、轻触等行为也是很好的起始技巧。沟通过程中，我们可称呼患者熟悉或者能让其有反应的名字或称谓，如老师。

一次问一个问题，或者只给一个指令，并给予患者足够的思考时间，同时说多个问题或指令易使患者混乱而不知如何回答。

语句要简短、使用的词汇要简单明确，以避免患者因无法理解内容产生挫折感。

在探索他的喜好和感兴趣的事物时要把问题简单化，最好让他直接用"是"或者"不是"进行回答。

需要患者进行的动作使用肯定句表达，例如，想让患者吃饭则用"我们去吃饭"，而不要说"要吃饭吗？"

直接用具体的名词下达指令，而不用代名词，如"坐在沙发上"，而不要说"坐在那里"。

沟通时若患者没有反应，可用同样的语句重复刚才的话，患者有时无法一次就听懂我们的话，应有耐心地重复，亦可加上肢体语言。

当患者出现幻想时，应顺应并附和，不纠正不争辩，顺着患者故事编下去，让他知道你会帮他解决问题，或者转移到其他让患者会感兴趣的话题上。

68. 如何对老年期痴呆患者进行心理疏导？

对老年期痴呆患者进行心理疏导，应遵循以下原则和方法：

（1）倾听与理解。

保持眼神接触，展现出真正关心的态度。

避免打断或提前做出结论，给他们足够的时间来表达。

用简单的语言和清晰的语调回应，确认你的理解是正确的。

关注非言语沟通，如表情和肢体动作，它们可以传递更多信息。

针对患者疑虑困惑，给予正面积极的解释以缓解患者的情绪。

即便对话重复也要给予积极回应，倾听他们的需求和困扰。

（2）建立信任关系。

保持一致性，如固定的探访时间和照护者。

尊重患者的个人空间和隐私。

保持耐心和温和的语气，避免批评或指责，以鼓励和正面反馈为主。

用患者的名字称呼他们，以增强亲切感。

（3）创造支持性氛围。

鼓励家人和亲友定期探访，与患者分享生活点滴。

引入患者过去喜欢的音乐、电影或书籍，以引发积极的回忆。

创建一个"记忆角"，展示患者的照片、成绩和其他纪念品。

（4）应对行为问题。

对于攻击性行为，尝试找出触发因素并尽量避免。在发生时，保持冷静，使用转移注意力的方法稳定患者情绪。

对于焦虑或不安的情绪，提供安慰和稳定的环境。考虑使用放松技巧，如深呼吸或轻柔的音乐。

对于徘徊的情况，确保环境安全，避免可能导致跌倒的障碍物。考虑使用定向技巧，如提供一个熟悉的物品来安抚患者。

当患者出现抑郁、悲伤或愤怒情绪时，以理解和接纳的态度回应，而不是试图纠正他们的认知错误。如有必要，在医生指导下适当使用药物缓解症状，同时结合非药物性心理干预措施。

69. 老年期痴呆患者的社会功能康复应如何进行?

老年期痴呆患者的社会功能康复是一个综合性的过程，需要多方面的支持和努力，具体包括：

（1）心理支持与情感交流。

家属可定期与患者进行一对一的心灵对话，耐心倾听患者的感受和想法。

利用音乐、照片或视频等媒介，唤起患者的美好回忆，增强情感共鸣。

考虑聘请专业心理咨询师或社工，为患者和家属提供心理疏导和支持。

（2）社交技能与活动参与。

为患者制订社交活动日程表，明确每周或每月的参与活动计划。

在社区或老年中心组织定期的集体活动，如茶话会、手工艺品制作等。

鼓励患者使用社交媒体或视频通话工具，与远方的亲友保持联系。

（3）认知训练与思维锻炼。

利用专门的认知训练软件或App，定期进行记忆、注意力等方面的训练。

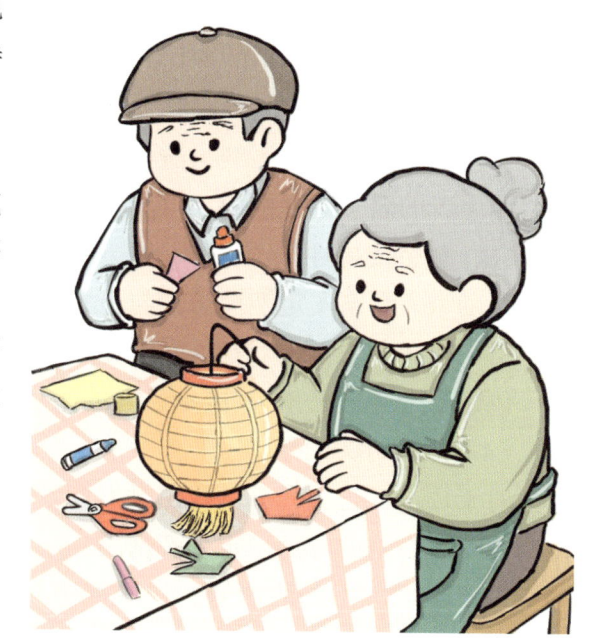

为患者提供拼图、数独、字谜等思维游戏，刺激他们的思维活跃度。

考虑引入认知康复训练师，为患者提供个性化的认知训练指导。

70. 如何应对老年期痴呆患者的攻击性行为?

攻击性行为是老年期痴呆患者常见的精神行为症状，常呈间歇性发作。通常攻击性行为分为躯体性攻击行为和语言性攻击行为，发作频次随疾病加重呈增加趋势。该行为不但影响患者自身的生活质量，对于家庭照护者亦产生极大的精神压力和心理负担。因此，如何缓和患者的攻击性，是每一位家庭照护者想要了解和掌握的技能之一。

（1）原因分析。

当患者出现攻击性语言或行为时，作为照护者，应对可能的诱因进行分析。由于老年期痴呆患者认知水平和语言表达能力的不断下降，使其丧失了对社会行为的判断力、对挫折及消极情绪的容忍力及对别人语言和行为的理解力。因此，回想患者出现攻击性行为之前发生的事情，可能有助于我们找到攻击性行为产生的最直接原因，可以观察是否有下列因素：

交流因素：是否向患者一次询问过多问题、与患者沟通时使用的语句是否简单且易于理解、与患者交流时语气是否平缓，特别对于攻击性语言，我们更要注重患者借此想表达的需求是什么。

生理因素：患者是否因无法正确表述身体不适而出现过激行为、是否为药物更换而带来的副作用。

环境因素：是否出现噪声引起患者不适、是否因长期无法外出而使患者出现社会孤立感、患者是否出现对时间的茫然感或环境的陌生感等。

随后，我们可以先通过播放一些舒缓的乐曲或者进行一些放松的活动，使其情绪平复。如果攻击性行为由特定人物、特定因素或特定事件诱发，可以使当事人暂时回避或者与患者交流其平时更为感兴趣的话题以转移其注意力。当攻击性行为的危险解除后，再根据相关原因进行调整，避免再次对患者重复刺激。

（2）应对策略。

及时关注患者的生理及情绪状态，维持安静、光线充足的居家环境，减少光影给患者带来的恐惧感，将危险物品放置于患者无法接触的位置。

帮助患者建立规律的作息，尽可能减少患者对于时间认知的误差。

面对可能伤及自身的攻击性行为时，应及时躲避危险，在危险可控制范围内与患者进行对话，安抚患者情绪的同时保护好自身安全尤为重要。在面对患者的语言及肢体攻击时，我们要保持积极的心态，明白患者的种种过激行为是其本身认知功能下降所导致，其任何情绪与行为不具有指向性。随病情加重，患者的攻击性行为发生概率增加，当我们觉得难以负担时，可及时就医，寻求医生帮助，根据病情开展相关康复训练。

71. 如何预防老年期痴呆患者走失？

老年期痴呆患者由于认知功能及记忆力的下降，无法对方向及四周环境进行充分识别，常常对实际居住地与记忆中的地点产生混淆与怀疑而出现离家出走或迷失方向的情况。绝大多数的家庭通常会以约束患者的活动范围的方式来避免其走失。该方法虽然有效但常常会导致患者与照顾者间矛盾不断，这对于本就身体负累的家庭照顾者来说无疑是雪上加霜。因此我们可以采用更多方式降低患者走失的风险。

（1）患者走之前常表现出一些特殊的行为特征。

频繁提起"我要回家，这里不是我的家""你送我回去吧"，或者常表达想要外出或前往特定的场所或地点。

精神异常兴奋，时常在家中无目的地走来走去，或者重复完成同一件事情；除此之外，我们还可通过观察患者的日常行为，当其行为出现其他异常时，亦需提高警惕加强看护。

（2）为防范患者走失，我们可采用以下方式。

1）屋内加装监控设备及防走失警报器等，便于观察患者的即时动态，一旦出现异常时也可做出及时反应。

2）大门可通过门帘或改变颜色等方式遮掩，尽可能降低患者找到出口的几率。

3）为患者佩戴写有联系方式及家庭住址的铭牌、手链或项链等，也可为患者佩

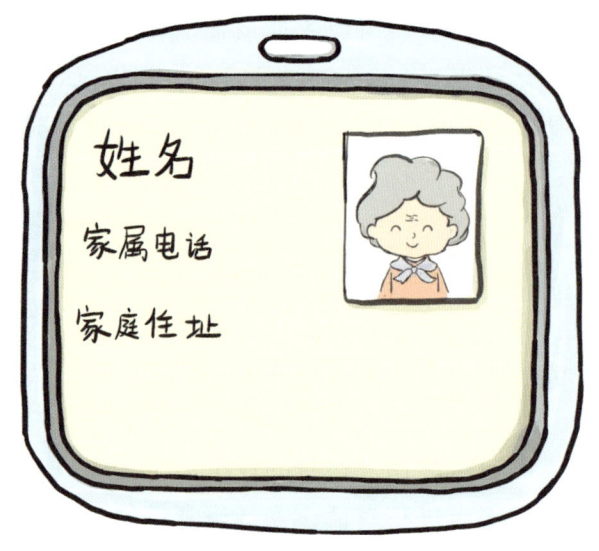

老年期痴呆的中医药防治百问

戴具有定位功能的智能手表。

4）帮助患者建立规律的生活，同时可制订日常活动计划，在固定的时间与患者进行互动，从而减少患者的无聊感。

5）尽量避免患者独自在家，避免频繁更换患者居住环境。

6）避免患者携带公交卡，否则可能会导致其走失范围增大，寻找难度增加。

7）对于症状较轻的患者，偶尔可陪同其去公园散步，亦可选择居住地周围较安静的地点散步，途中可着重向患者介绍居住地周围的标志性建筑；对于症状较重的患者，我们可通过与患者多进行室内活动，以减少其想要外出的念头，如分豆子、叠衣服等。

8）若走失已经发生，我们首先要稳定自身情绪，保持头脑冷静。立刻查看监控确定患者走失的具体时间，如果患者有佩戴定位装置可立即查看当前是否可确定患者位置。其次，回想患者走失前的行为特征，是否有频繁提到某一地点或想要进行某一活动，或者列出患者可能前往的地方，以此为线索进行寻找。同时可寻求警方帮助，并及时告知警方走失者的体貌特征及衣着打扮。

72. 如何确保老年期痴呆患者的居家安全？

（1）预防跌倒与坠床。

保证屋内光线充足明亮，规划家具摆放，清除潜在的危险障碍物，便于患者行动。

家具应坚固且不易移动，避免使用玻璃等易碎材质的家具。

家具摆放位置确定后不随意移动。

家具的边角可使用防撞条或厚布包裹，规避潜在的受伤风险。

屋内地面保持干燥、无水、平坦，为患者购买防滑鞋。

患者的常用物品多选择不易碎的材质，并置于目光所及、伸手可及之处。

床铺高度适宜，通常以坐床时脚跟着地为宜，便于患者上下床。

床边加装扶手或护栏，方便患者起身或防止其坠床。

厕所安装坐式马桶，马桶旁安装扶手，方便患者如厕后起身。

患者夜间走动时需有灯光指引或人员陪同。

患者如服用镇静催眠类药物，极易出现头晕、乏力、意识模糊等情况，需格外关注。

（2）预防烫伤与烧伤。

饮水或在进食较烫的食物时，先将其放冷至适宜的饮用温度，再将其给予患者。

洗澡时，可先将水温调至适宜温度后，再让患者进入浴室，其间陪同患者，防止其洗澡过程中调节水温。

为患者使用热水袋、电热毯或其他保暖设备时，热水袋中的水不超过50℃为宜，热水袋外侧使用厚棉布或厚毛巾等包裹；电热毯设置好时间和温度，睡觉前开启，准备入睡时关闭，两者都需注意，避免长时间直接接触皮肤导致的低温烫伤。

避免患者接触厨房燃具、电磁炉等，收好家中的电热水壶、电吹风及打火机等易产生较高温度的物品。

（3）预防误吸。

选择软硬及大小适宜的食物，避免食用汤类等流食或汤圆、果冻及花生等易哽噎食物或干硬食物。

对于咳嗽多痰的患者，进食前要鼓励患者充分咳嗽、咳痰，以减轻喘息，避免进食中咳嗽，引起误吸。

进食过程中，不与患者交谈，并使其处于合适的进食体位，防止发生食物呛咳。

进食不宜过快、过急。

进食后，使患者保持坐位至少30分钟，避免胃内食物反流，随后协助患者漱口以清除食物残渣。

长期卧床患者进食后不要立即翻身，防止食物反流引起的误吸。

使患者远离天然气、煤气等有害气体的开关，避免误开；家中如使用烧煤取暖，则需注意避免患者误吸一氧化碳。

（4）预防误服。

将不可食用的物品放置隐蔽处，避免病人接触后误服。

注意患者是否有藏食物、藏东西的现象，并对其周围物品定时整理与清除，避免患者误服发霉变质食物。

患者服用的药品应单独存放，不与其他药品相混，药品拿取由家庭照顾者负责，按时按量给予患者。

（5）其他方面。

家中的不同区域可使用特殊标识或图案进行区分，为患者提供一个容易理解不同区域功能的方式。

在患者常停留的区域，可摆放能清晰显示时间的日历与钟表，加深其对时间的认知。

为患者提供舒适且易于穿脱的衣物，若患者对衣物有额外要求也应尽力满足，以保证其情绪稳定。

73. 如何处理老年期痴呆患者的临终关怀问题?

制订老年期痴呆患者的临终关怀综合规划。

（1）全面评估与个性化计划。

对患者进行全面的身体和心理评估，了解其病情、痛苦程度和生活质量，为制订个性化的临终关怀计划打下基础。

（2）尊重与尊严。

深入了解患者的过去偏好、价值观和生活态度，确保护理计划与其意愿相符。

鼓励患者参与决策，尊重其自主权；若患者无法参与，则与家属合作，明确决策代理人。

充分考虑患者的文化和宗教背景，在护理计划中融入相关元素。

（3）舒适的护理环境。

调整物理环境如温度、湿度和光线，提供柔软的床铺、舒适的座椅和必要的辅助设备（如轮椅、助行器等）。

减少噪声和干扰，创造一个宁静、安详的环境。可以通过设置访客时间、调整医疗设备的使用时间等方式实现。

根据患者的喜好，个性化布置病房。例如，放置患者喜欢的照片、艺术品或音乐播放设备，增加熟悉感和安慰。

（4）疼痛与症状管理。

使用适合老年期痴呆患者的疼痛和症状评估工具，如面部表情疼痛量表或行为疼痛评估工具等。定期记录患者的疼痛和症状情况，以便及时发现和处理任何变化。

根据评估结果给予适当的药物治疗，并监测效果及副作用。

除了药物外，还可以考虑使用物理疗法（如按摩、热敷或冷敷）、心理疗法（如放松训练、认知行为疗法）或替代疗法（如针灸、芳香疗法）来缓解症状。

（5）情感支持。

安排专人陪伴患者，与他们进行交流、分享故事或提供安慰等。最好是鼓励患者家属积极参与陪伴过程，让患者知道他们并不孤单，他们的感受和需求都被重视和理解。

使用简单、清晰的语言与患者进行交流，让他们更容易理解和回应。必要时可以通过简单的触摸、拥抱等身体接触以及温柔的声音和表情来向患者表达关爱和安慰。

如果患者或患者家属有需求，可以寻求心理支持和咨询服务。

74. 居家、社区老人中心、老人院和专科医院，哪一种场所更适宜老年期痴呆患者的长期照料和护理？

需要根据老年期痴呆患者的病情阶段、护理需求及家庭支持情况来选择适宜的场所。

居家：适用于病情早期、身体状况尚可、仅需部分生活协助（如助浴、送餐），且家庭能提供陪伴的患者。需依托社区干预（如照护者培训）提升照料水平，兼顾亲情与灵活性，但需注意照护者压力及稳定性问题。

社区老人中心：适用于需要日常照料（如日间照护）、社交互动或短期服务的患者，可缓解家庭照护负担，适合病情较轻、白天需要照护而晚上回家的情况。

老人院：适用于病情中重度（如失能、认知障碍加重）、需要 24 小时专业护理（如认知训练、防走失）且家庭无法承担的患者。但需选择有专业化照护体系（如定期筛查、专业培训的护工）的机构，避免仅满足基本生活需求。

专科医院：适用于病情严重（如出现并发症、需要药物调整或紧急医疗干预）的患者，能提供专业诊断、治疗及重症护理，但长期居住成本较高，通常作为短期医疗支持场所。

总之，早期患者以居家＋社区支持为主，中重度转向老人院，严重时需专科医院干预，需结合患者需求、家庭能力及机构专业度动态调整。

（闫静思，叶心依，张嘉昱，蔡垂浦，赵威）

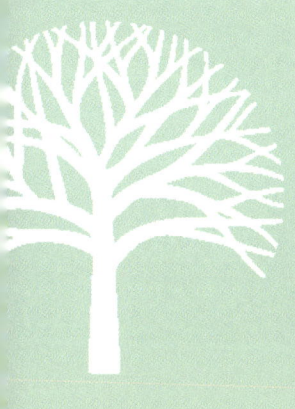

第四章
老年期痴呆的预防

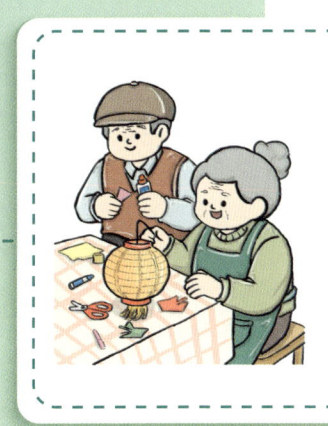

75. 如何利用穴位按摩进行老年期痴呆患者的预防与保健？

中医理论认为，通过穴位按压可以刺激经络，调节气血，从而达到预防和治疗老年期痴呆的效果。有研究表明，穴位按摩能有效改善老年期痴呆患者的睡眠质量和认知功能。以下是一些常用的穴位及其按压方法，帮助大家了解如何通过穴位按压来保健预防和治疗老年期痴呆。

（1）悬钟穴。

位置：悬钟穴位于足少阳胆经上，在外踝上三寸，腓骨前缘。可以用除拇指以外的四指并拢，这四指的宽度约为三寸，从外踝尖上量三寸，找到腓骨前缘即为悬钟穴。

作用：悬钟穴是八脉交会穴的髓会，对髓系统有重要的营养作用。髓包括脑髓、脊髓，与人体的神经系统密切相关。因此，悬钟穴能够治疗与智力有关的一些疾病，如阿尔茨海默病、血管性痴呆、眩晕等。

按压方法：每天用大拇指或中指按压悬钟穴5~10分钟，双侧交替进行。

（2）印堂穴和四白穴。

印堂穴位置：位于两眉之间正中。

四白穴位置：在下眼眶中点，直下约0.5厘米凹陷处。

作用：印堂穴有助于改善脑部的血液循环，活化脑细胞，增强记忆力。四白穴多气多血，刺激该穴对颅内供血作用最好。

按压方法：轻轻用指腹按压或揉按这两个穴位，每天坚持进行。

（3）风池穴和翳风穴。

风池穴位置：在颈部，枕骨之下，微低头，耳后高骨后一横指凹陷处。

翳风穴位置：在耳垂后凹陷处。

作用：风池穴和翳风穴可以刺激脑部皮层，改善基底动脉供血情况，有助于预防老年期痴呆。

按压方法：用手指进行按压或揉按，每次几分钟，每天多次进行。

（4）百会穴。

位置：位于头顶正中线，以及两耳尖连线交点处的上方五寸处。

作用：百会穴可以调节大脑的功能，汇聚体内的阳气，对治疗痴呆有比较好的效果。

按压方法：轻轻用指腹按压或轻敲百会穴，每天进行数次。

（5）委中穴。

位置：位于腘窝横纹中点，属足太阳膀胱经。

作用：委中穴的经脉循行可以从头顶入里联络于脑，刺激此部位，可直达脑腑，使头脑清利，浑身舒爽。

按压方法：用指腹按压或轻敲委中穴，每次几分钟，每天多次进行。

需要注意的是穴位按压需要长期坚持，才能取得较好的效果。按压穴位时，力度要适中，避免用力过猛造成损伤。通过合理的穴位按压，结合良好的生活习惯，我们可以有效预防和治疗老年期痴呆，提高老年人的生活质量。

76. 如何利用艾灸进行老年期痴呆患者的预防与保健?

中医艾灸疗法，这一历史悠久的保健方式，正逐渐被应用于老年期痴呆的预防与日常保健中。艾灸通过燃烧艾叶产生的温热，刺激人体特定穴位，达到调理身体、增强记忆、预防疾病的目的。

艾灸预防老年期痴呆的关键在于选择适宜的穴位：

百会穴：位于头顶正中央，前发际正中直上5寸处，属于督脉的穴位。艾灸百会穴具有醒脑开窍、益气固脱的功效，能够改善脑部血液循环，增强记忆力，预防老年期痴呆。

神门穴：位于手腕横纹处，尺侧腕屈肌腱的桡侧凹陷中。艾灸神门穴能够宁心除烦、安神定志，对于改善失眠多梦、健忘等症状有显著效果。

阳陵泉穴：位于小腿内侧，腓骨小头前下方凹陷处，属于足少阳胆经。艾灸阳陵泉穴可利胆退黄、疏肝利胆，有助于缓解肝胆湿热引起的各种不适，对预防老年期痴呆也有积极作用。

足三里穴：位于小腿外侧，犊鼻下3寸，胫骨前脊外1横指处。艾灸足三里穴能健脾和胃、益气养血，增强人体免疫力，是全身强壮要穴之一。

风池穴：位于后颈部，枕骨之下，胸锁乳突肌与斜方肌上端之间的凹陷处。艾灸风池穴具有开窍醒脑、清热散风的功效，能够缓解头晕、头痛等症状，对预防老年期痴呆有辅助作用。

进行艾灸时，需准备艾条、打火机或火柴等工具，并准确找到所需艾灸的穴位。点燃艾条后，将艾火对准穴位，保持适当距离，让温热感渗透到穴位深处。艾灸过程中要注意火候控制，避免烫伤皮肤，并留意身体反应，如有不适应立即停止。

艾灸的保健作用不仅限于预防老年期痴呆。它还能调节人体阴阳平衡，促进气血流通，增强脏腑功能，从而达到增强体质、延缓衰老的效果。对于老年人而言，艾灸更是一种温和而有效的自我保健方式，可以帮助他们保持身心健康，提高生活质量。

总之，艾灸作为中医传统疗法的一部分，在老年期痴呆的预防与保健中发挥着重要作用。通过合理的穴位选择和正确的操作方法，艾灸可以为老年人的健康保驾护航，让他们享受更加美好的晚年生活。

77. 阿尔茨海默病的预警信号有哪些?

有研究表明衰老与阿尔茨海默病的发展有一定的联系，随着当今社会人口老龄化的发展，越来越多的老年人患有神经退行性疾病，而越早发现这些疾病，越有利于及时治疗和有效地控制疾病的发展，也能减轻家庭社会的压力。所以如果家中老人出现以下十大征兆，应及时送到医院就诊，避免错过最佳治疗控制时期。

1）记忆力日渐衰退：忘记自己所住的楼层或者记不起准确的日期。明明是刚刚说过的话或者刚刚做过的事情却忘记了，而对过去的事情记忆清晰。

2）语言上的改变：说话时忘记简单的词语，或说的话让人难以理解。

3）难以完成熟悉的工作：处理日常家务或使用家用电器时出现困难。

4）失去方向感：在家附近也会迷路并且越来越严重，经常迷路。

5）判断力或做决定的能力减弱：如过马路困难或不能根据气候变化增减衣服。

6）把东西乱放在不寻常的地方：如把袜子放入冰箱、裤子放入鞋柜等。

7）理解力、解决问题的能力下降：如聊天跟不上他人思路或不能按时支付账单。不记得过去的经历，无法解决现在的问题。

8）性格情绪变化：如情绪喜怒无常，或性格变得多疑、焦虑等，性格完全改变。可能是因为失忆使患者感受到挫折，使得患者很困扰，重要的是不要去纠正患者用错的词语，如果纠正他只会使他更有挫败感，导致病情恶化。

9）对图像或空间关系的处理出现问题：如在阅读、判断距离或决定颜色上出现困难。

10）失去做事的主动性：对以前的爱好失去兴趣，社交活动退缩。

此外，嗅觉异常也可能作为阿尔茨海默病的早期预警信号。研究表明，阿尔茨海默病和帕金森病的最早期症状可能包括嗅觉受损。嗅觉测试可能有助于早期诊断这些疾病。当然这些症状并不一定都是阿尔茨海默病的表现，也可能是失眠、血糖、缺乏维生素 B12 等其他健康问题的症状。因此，如果家中老人出现这些征兆，应及时到医院进行检查和诊断。

78. 有哪些具体的食物或营养素被证明对预防老年期痴呆有益？

1）蔬菜和水果：五彩缤纷的水果和蔬菜是我们饮食中不可或缺的一部分。它们富含维生素、矿物质和抗氧化剂，有助于保护大脑健康。特别是深色的蔬菜和水果，如菠菜、胡萝卜、蓝莓等，含有丰富的抗氧化剂，可以帮助抵抗自由基对大脑的损害。有研究发现，摄入深色蔬菜与认知功能呈正相关，其中，洋葱有助于情景记忆。摄入多品种蔬菜与整体认知风险的减少相关，而且摄入蔬菜和水果的品种越多，执行功能和注意力越好。

2）鱼类：鱼类是优质的蛋白质来源，同时也富含 Omega-3 脂肪酸。这种健康脂肪酸对大脑功能有益，有助于改善记忆和认知功能。尤其是深海鱼类，如三文鱼、鳕鱼等，含有较高的 Omega-3 脂肪酸。

3）坚果类：坚果是非常好的零食选择，它们含有丰富的不饱和脂肪酸、蛋白质和纤维素。尤其是花生、松子、核桃等坚果中含有丰富的亚油酸，对神经细胞具有保护作用，有助于降低阿尔茨海默病的发病风险。

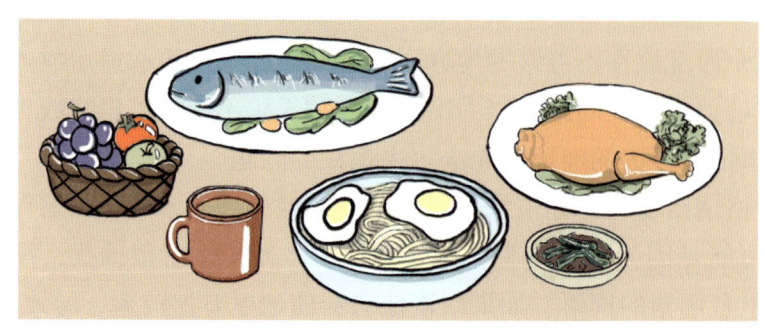

4）全谷物：选择全谷物而不是加工精制的谷物，可以提供更多的纤维和营养素。全谷物含有复杂的碳水化合物，有助于提供大脑所需的能量，并维持血糖水平的稳定。

5）维生素：维生素 D 缺乏人群发生阿尔茨海默病的风险较高。对叶酸缺乏或者是不足的有轻度认知障碍的老年人，补充叶酸后，其部分认知功能得到明显改善。低水平维生素 B6 摄入和阿尔茨海默病的发生风险明显相关。膳食胆碱和磷脂酰胆碱（主要来自鸡蛋、猪肝、鱼、坚果等食物）摄入增加与老年人更好的认知功能表现相关，而磷脂酰胆碱摄入能降低老年期痴呆的发生风险。给阿尔茨海默病患者补充甜菜碱（主要来自贝类、菠菜和甜菜等食物）后，其认知表现得到改善。

在日常饮食中增加这些食物和营养素的摄入量，结合健康的生活方式，如适量运动、保持社交活动和良好的睡眠习惯，可以帮助预防老年期痴呆，保持大脑健康。

79. 日常生活中哪些水果蔬菜可以预防阿尔茨海默病？

最好的养生当然是一日三餐，在中医理论指导下利用食物的特性来调节机体功能能使我们有着健康的身体以及愈疾防病，因此合理的饮食有助于降低患阿尔茨海默病的风险。被认为可能有助于预防阿尔茨海默病的水果和蔬菜如下：

1）浆果类水果：蓝莓、草莓和黑莓等，富含抗氧化剂，有助于保护大脑免受氧化应激的伤害。葡萄尤其是葡萄皮和籽中含有丰富的多酚类化合物，如白藜芦醇，有助于改善大脑血液循环。

2）柑橘类水果：橙子、柚子和柠檬等，富含维生素 C，有助于增强免疫系统，也会对大脑有益。

3）绿叶蔬菜：菠菜、羽衣甘蓝和生菜等，富含维生素 E 和叶酸，这些营养素对维持大脑健康非常重要。

4）十字花科蔬菜：如西蓝花、花椰菜等，不仅含有叶酸，还含有丰富的维生素 B 等丰富的抗氧化物质，有助于减少认知下降。

5）番茄：营养丰富，风味独特，又有多种功用，被称为"神奇的菜中之果"，里面含有番茄红素，是一种强大的抗氧化剂，有助于保护大脑免受损伤。

6）胡萝卜：农谚有言："家有胡萝卜，小孩饿不着。"胡萝卜中含有丰富的 β-胡萝卜素，这是一种抗氧化剂，可以转化为维生素 A，对视力和大脑健康都有好处。

7）洋葱：含有槲皮素，具有抗炎，抗氧化的作用，这是一种可能有助于减少认知下降的黄酮类化合物。

虽然这些食物有助于预防阿尔茨海默病，但重要的是我们要记住，饮食只是健康生活方式的一部分。预防阿尔茨海默病还需要结合适量的体育锻炼、保持社交活动、避免吸烟和过量饮酒等其他健康习惯。

80. 为什么提倡老人吃深海鱼？

按照鱼类生活的环境（即水域环境）可以把鱼类分为淡水鱼（如我们平时经常食用的鲤鱼、鲫鱼、草鱼、鲢鱼、武昌鱼、罗非鱼、鳝鱼等）和海水鱼（如金枪鱼、黄花鱼、三文鱼、多宝鱼、秋刀鱼、沙丁鱼、带鱼、鳕鱼等），其中生活在海水深 500～2000 米及以上的海鱼又被称为深海鱼，如金枪鱼、三文鱼、鲱鱼、鳕鱼、刀鱼、青鱼、沙丁鱼、鳗鱼等。不管是淡水鱼和海鱼它们都含有丰富的优质蛋白质，脂肪含量低且多为不饱和脂肪酸，铁、磷、钙等矿物质含量丰富。另外，鱼肉肌纤维短，水分含量较高，故肉质细嫩，更易吸收，因此鱼类较其他畜禽肉类对人们的健康更为有利。而老年人身体的各项机能也有所退化，不易吸收营养，所以鱼肉较其他肉类更适合老年人。

海鱼与淡水鱼的营养特点：经研究发现，与淡水鱼相比，除海鱼中维生素 A、维生素 D、碘、硒、锰等维生素和矿物质含量更高外，最关键的是 EPA（二十碳五烯酸）、DHA（二十二碳六烯酸）的含量问题。DHA 和 EPA 在淡水鱼中含量很低，而海鱼特别是深海鱼的鱼油中含量非常丰富，金枪鱼含量最高，其次为大马哈鱼和沙丁鱼。所以海鱼，特别是深海鱼，在营养价值特点上较淡水鱼高。因此多吃海鱼，特别是深海鱼，对老年人的身体健康更有利。

深海鱼里面含有的 Omega-3 脂肪酸是人体必需的脂肪酸，称为"深海鱼油"，在人体中不能自行合成，必须要从食物里面来获取，主要来源于深海鱼类。而且深海鱼类附着的寄生虫比较少，再加上由于长时间生活在深海里，因此所受的污染少，属于环保的美食，而且肉质非常鲜美。深海鱼富含 DHA 和 EPA。深海鱼所含的 EPA 有"血管清道夫"之称，可增强中老年抗病能力，降低血液中对人体有害的胆固醇，维持低浓度血脂水平，从而降低高血压、动脉硬化、心脏病、脑血栓等疾病的发病率，保持身体健康。而 DHA 有"脑黄金"之称，具有活化脑细胞的聪明因子，使得脑部的神经传导物质能比较容易去传达正确的信息，促进、协调神经回路传导作用，以维持脑部细胞的正常运作。深海鱼中牛磺酸的含量也比淡水鱼高。牛磺酸是一种特殊的氨基酸，是人体必不可少的一种营养元素，研究发现，其对眼睛心脏、肝、胃肠道等人体重要器官都有保护作用，同时还可增强机体免疫力和抗疲劳等。此外，多吃深海鱼对老年人的视网膜有保护作用，主要是因为鱼肉中含有丰富的多元不饱和脂肪酸，对老年人的视网膜有保护作用。因此在有条件的情况下，老年人最好能一周吃一次深海鱼。

需要注意的是，在食用海鱼的时候一定要适量，特别是儿童和孕妇。食用海鱼时，应尽可能地不吃或少吃鱼头、鱼皮和内脏（污染物一般蓄积在肝、肾、肺等内脏组织，肌肉中含量较低）。同时，吃海鱼时可搭配吃一些新鲜的蔬菜、水果，如西蓝花、西红柿、香菇、苹果等，这有利于污染物的排出。

81. 如何在家制作具有健脑养脑功效的膳食？

大家在生活中能接触的具有健脑功效的食物有以下几类，可以将这些不同种类的菜品结合到我们每天吃的日常饭菜中，既能方便大家烹饪，又能达到健脑养脑的功效。

1）深色绿叶菜：蛋白质食物的新陈代谢会产生一种名为类半胱氨酸的物质，这种物质本身对身体无害，但含量过高会引起认知障碍和心脏病。而且类半胱氨酸一旦氧化，会对动脉血管壁产生毒副作用。维生素 B6 或 B12 可以防止类半胱氨酸氧化，而深色绿叶菜中维生素含量最高。

2）鱼类：鱼肉脂肪中含有对神经系统具备保护作用的 Omega-3 脂肪酸，有助于健脑。研究表明，每周至少吃一顿鱼特别是三文鱼、沙丁鱼和青鱼的人，与很少吃鱼的人相比较，老年期痴呆的发病率要低很多。吃鱼还有助于加强神经细胞的活动，从而提高学习和记忆能力。

3）全麦制品和糙米：增强机体营养吸收能力的最佳途径是食用糙米。糙米中含有各种维生素，对于保持认知能力至关重要。其中，维生素 B6 对于降低类半胱氨酸水平最有作用。

4）大蒜：大脑活动的能量来源主要依靠葡萄糖，要想使葡萄糖发挥应有的作用，就需要有足够量的维生素 B1。大蒜本身并不含大量的维生素 B1，但它能增强维生素 B1 的作用，因为大蒜可以和 B1 产生一种叫"蒜胺"的物质，而蒜胺的作用要远比维生素 B1 强得多。因此，适当吃些大蒜，可促使葡萄糖转变为大脑能量。

5）鸡蛋：鸡蛋中所含的蛋白质是天然食物中最优良的蛋白质之一，它富含人体所需要的氨基酸，而蛋黄除富含卵磷脂外，还含有丰富的钙、磷、铁以及维生素 A、D、B 等。

6）豆类及其制品：豆类及其制品含有人体所需的优质蛋白和 8 种必需氨基酸，这些物质都有助于增强脑血管的功能。另外，还含有卵磷脂、丰富的维生素及其他矿物质，特别适合于脑力工作者。大豆脂肪中含有 85.5% 的不饱和脂肪酸，其中又以亚麻酸和亚油酸含量很多，它们具有降低人体内胆固醇的作用，对中老年脑力劳动者预防和控制心脑血管疾病尤为有益。

7）核桃和芝麻：现代研究发现，这两种物质营养非常丰富，特别是不饱和脂肪酸含量很高。因此，常吃它们可为大脑提供充足的亚油酸、亚麻酸等分子较小的不饱和脂肪酸，以排除血管中的杂质，提高脑的功能。另外，核桃中含有大量的维生素，对于治疗神经衰弱、失眠症，松弛脑神经的紧张状态，消除大脑疲劳效果很好。

8）水果：菠萝中富含维生素 C 和重要的微量元素锰，对提高人的记忆力有帮助；柠檬可提高人的接受能力；香蕉可向大脑提供重要的物质酪氨酸，而酪氨酸可使人精力充沛、注意力集中，并能提高人的创造能力。

以下是两道推荐的健康佳肴的具体做法。

1）蔬香三文鱼：此道菜是把三文鱼在蔬菜汁中煮到七成熟左右，蔬菜汁与水按一定比例调配，让水中有比较浓的蔬菜味道。在蔬菜的选择上，胡萝卜、西蓝花、甘蓝、西红柿等蔬菜都不错，待煮好后，撒上调味料，用橄榄油迅速油煎两分钟，油煎要翻动快速，让三文鱼外皮酥脆，营养却不流失。同样，可以把蔬菜换成水果，这样做出来的三文鱼也是别有一番风味。蔬香三文鱼非常适合我们中国人的口味，鲜但是不生，蔬菜的维生素补充了三文鱼流失的那些，此外还有一些其他营养元素以及蔬菜纤维，是非常合理的配比。这种吃法很适合用在晚餐，可以当成主食，也可以和主食相搭配，尤其是对于消化功能不好的人来说，熟吃的三文鱼更好消化，也非常适合老年人。

2）腐肉末酿香菇：这个搭配胡萝卜营养更为全面。经常吃，不仅补钙，而且益智安神。所需食材：干香菇、豆腐、猪肉、胡萝卜、料酒、淀粉、盐。做法：1. 干香菇浸泡 3 小时左右，完全泡软后挤干水分，切除香菇蒂。猪肉、胡萝卜切成细末状，豆腐捏成泥状。2. 切好的猪肉、胡萝卜和豆腐等放入碗中，加入料酒、盐等佐料，搅拌 2 分钟左右，做成肉馅。3. 香菇内侧抹上一层干淀粉，做好的肉馅慢慢放置于香菇之中，并整齐放在盘中。4. 将香菇放入到蒸锅中，水开之后，继续蒸 8 ~ 10 分钟即可出锅。5. 香菇出锅之后，将盘中汤汁倒回锅中，勾上一层薄芡，将汤汁淋在做好的香菇上就好了。

82. 哪些微量元素对人脑有益呢？这些微量元素来自哪些食物呢？

微量元素是生命科学的重要组成部分，探讨微量元素在中枢神经系统中的地位和作用，尤其是微量元素的基本概念及作用，微量元素在脑及脊髓中的分布，微量元素的神经化学功能，对健脑意义深远。人体需要各种各样的微量元素，但是自然界中的元素并不都是人体需要的。有些元素有益于人体健康，有些则会损害人体的健康。我们把有益于人体健康、维持人体正常运行的各种微量元素叫作有益微量元素，把不利于人体健康发展的元素称作有害的微量元素。对人体有益的微量元素有：钙、铁、锌、硒、碘、钒、氟、铬、钴、镁、钾、硅、锰、锡、铜、钼、镍等元素；对人体有害的微量元素有：镉、汞、铝、硼、铅、砷等。因此，人体的健康需要正确地摄入微量元素，有益的微量元素和有害的微量元素千万要分清楚。过多接触或摄入有害微量元素，必然有损于人体健康。

铁是维持生命的主要物质，是制造血红素和肌血球素的主要物质，是促进维生素 B 族代谢的必要物质。人体内的铁大部分用于制造血红素。血红素在血液细胞每 120 天更换新细胞时被循环、再利用。与蛋白质结合的铁储藏在体内，而组织铁（存在于肌血球素中）储藏在体内的量则非常少。铁是血红蛋白的组成成分，缺铁时，易引起贫血，会使脑供血不足，使记忆力和判断力迅速下降。富含铁的食物有肝脏、大豆、木耳和海带等。

锌是人体中一种非常重要的必需微量元素之一，体内含量虽然很少，但它对人体的健康作用却很大。锌在维持胰岛素的主体结构中不可缺少，每个胰岛素分子结合 2 个锌原子。锌与老年期痴呆有关，缺锌时，制造和修补基因密码分子 DNA 的酶会失活，这样可以引起老年人的智力丧失，而形成老年期痴呆。富含锌的食物有牡蛎、海鱼、肉类、肝脏和虾皮等。

碘是人体甲状腺素的重要组成成分。它在人体中含量极少（只有 15～20 毫克），但对人体智力发育影响却极大，因此它被国际医学界和营养学界誉为"智慧之泉"。碘的生理功能是通过甲状腺素来实现的。甲状腺素能促进蛋白质的合成。富含碘的食物有海带、紫菜和何首乌等。

钙享有"生命元素"之称。它能维持正常的肌细胞功能，保证肌肉的收缩与舒张功能正常。钙离子对骨骼的生长发育有着重要的作用，如果钙离子在骨骼中流失，那骨骼就会变脆，容易骨折；对于心血管系统，钙离子通过细胞膜上的钙离子通道，进入细胞内，通过一系列生化反应，主要是有加强心肌收缩力，加快心率，加快传导的作用。国外曾有报道：肌体内含铁、铜、锌总量减少，均可减弱免疫机制，降低抗病能力，助长细菌感染，而且感染后的病死率亦较高。富含钙的食物有虾皮、海带、牛奶和大豆等。

微量元素在抗病、防癌、延年益寿等方面都还起着不可忽视的作用。微量元素对人的智力、记忆力等都有不可忽视的影响。例如，钙、磷、铁等元素对提高人的记忆力很有帮助，而氯、硫等元素却能使人的记忆力下降；铅摄入量过多，不断地堆积在体内却不能排出体外，最后造成铅中毒。此外，微量元素的缺少可能还会导致失眠、精神不集中、养成怪嗜等疾病。人体一般可以通过食物来摄取微量元素，所以良好的饮食习惯显得非常重要。如果饮食习惯不合理就可能造成某些元素获取不足，这样也会使人体健康受到损害。经过消化，微量元素以化合物或离子形式被吸收，通过血液在需要的地方被利用。微量元素充当生物体内各种酶的活性中心，促进新陈代谢。

83. 阿尔茨海默病患者如何改善睡眠质量？

中医学认为，肝主疏泄，调畅气之升降，人体经络与脏腑活动均靠气来运化，所谓"肝主握力"，经常握固有助于养肝，握固养肝有助于患者气机条达，心情舒畅。握固拇指与中指交汇处即是劳宫穴，此穴位具有强壮心脏、安心神的作用，中医认为失眠多是心肾不交所致，因此可以常按此穴，有助于改善睡眠障碍，提高睡眠质量。

我们也可以通过以下三点日常行为习惯改善睡眠质量，以此预防阿尔茨海默病的发生：

1）保持规律的睡眠时间和营造一个舒适的睡眠环境。保持每日作息规律且拥有充足的睡眠时间，选择舒服的床上用品和一个安静的睡眠环境有助于快速入睡，对睡眠状况和认知功能都有积极影响。

2）避免过度使用电子设备和咖啡因等刺激物。睡前不要过度接触电子产品，电子产品对于人的感官刺激不利于保持一个平和的心态入睡。咖啡因由于有刺激中枢神经和肌肉的作用，所以可以提振精神、增进思考与记忆，恢复肌肉的疲劳。但是老年人往往伴随着高血压等心血管疾病，使用大量咖啡因会使血压上升，若再加上情绪紧张，更会使得睡眠受阻，不利于身心健康。

3）采用音乐疗法。舒缓音乐又叫轻音乐，是一类风格轻松活泼的乐器作品，介于古典音乐和流行音乐之间的音乐形式，一般由小型乐队加以演奏，结构简单、节奏明快、旋律优美，可使人的身体和大脑放松，所以也被称为"情感音乐"。研究发现，舒缓的音乐有助于提高睡眠质量，并改善认知功能。因此我们可以在睡前一段时间播放舒缓的音乐，有助于放松紧绷一天的大脑和身体，更快地进入睡眠。

84. 保持良好的心态对预防阿尔茨海默病重要吗？

根据现有的科学研究和医学知识，压力大使我们的精神始终处于高度紧张的状态，会对我们的心理和生理功能产生不良影响，甚至产生自卑、焦虑、疲惫、失眠等症状。精神长期处于这种高强度的压力下，会导致我们的内分泌紊乱，甚至可能导致心脑血管、神经系统的病变。所以积极减压、适时做好心理调节。

中医认为七情过极皆可伤人，七情指的是喜、怒、忧、思、悲、恐、惊这七种正常的情绪活动，是属于人人皆有的正常情绪体验，这些情绪过度的表达体现所导致的夜不能寐、损伤身体脏腑精气，进而导致后续身体各项功能异常，最后诱发各种疾病的产生。因此保持良好的心态对阿尔茨海默病的预防是有帮助的。

在中医治疗上可以艾灸大椎穴、肝俞穴。大椎穴在背部后正中线，第七颈椎棘突下凹陷中。肝俞穴在第九胸椎之下，旁开1.5寸，艾灸这两个穴位有缓解头痛、舒缓神经紧张的作用；神门穴位于腕部，腕掌侧横纹尺侧端，尺侧腕屈肌腱的桡侧凹陷处。艾灸此穴可治疗失眠健忘、头痛头胀；百会穴位于头部，主治头痛、目眩、焦躁等；内关穴位于前臂掌侧，当曲泽与大陵的连线上，腕横纹上2寸，掌长肌腱与桡侧腕屈肌腱之间。主治胸闷、心绞痛、心肌炎、心律不齐配以艾灸涌泉穴，可缓解精神紧张的症状。

在中医治疗的同时我们也可以通过以下几点来保持一个良好的心态：

1）社交活动：与他人保持积极的社交互动可以提高生活质量，减少孤独感，多参与公益活动，帮助别人的同时也可以使得自我价值提升。

2）行为疏导：学习有效的压力管理技巧，如冥想、深呼吸、瑜伽或聆听放松的轻音乐，可以帮助减轻压力。如果长期被压力困扰可以咨询心理医生。

3）情绪表达：找到健康的方式来表达和处理情绪，不要生闷气，可以多与朋友或家人交谈、写日记等方式抒发情绪。

4）睡眠习惯：规律且保证充足的睡眠对于维持大脑健康和认知功能至关重要。

5）生活方式：保持均衡饮食、适量运动、不吸烟和限制饮酒等健康的日常生活习惯。

85. 中医情志调养如何预防阿尔茨海默病？

中医情志疗法，又称情志调摄或情志护理，是一种基于中医理论的心理疗法。它通过语言、行为或特定场景影响患者的情感和心理状态，将负面情绪转化为正面情绪，以促进患者的社会功能，预防或治疗身心疾病。该疗法的理论基础可追溯至《内经》，其中记载了五行相胜、移精变气等理念，并由后世医家进一步发展完善。中国最早的情志疗法案例见于《吕氏春秋》，名医文挚通过"怒胜思"的情志疗法治愈了齐王的疾病。现代临床中，情志疗法主要包括情志相胜法、言语开导法、顺从情欲法、静志安神法和移情易性法等。

对于阿尔茨海默病患者，他们早期可能会出现关系妄想、嫉妒妄想、被害妄想等，表现为怀疑财物被盗、感觉被嘲笑或攻击家人和护理人员。此外，患者可能会产生幻觉，如幻听或幻视，甚至错认现实与视觉的界限，如与镜中的自己对话。患者还可能表现出焦虑、恐惧、抑郁等情绪，以及人格改变，如固执、偏激、自我中心和多疑。他们可能会出现强迫行为、无目的行为或幼稚行为，如随地大小便、乱扔东西、说谎等，并可能昼夜颠倒，夜间活动增多，扰乱他人。

因此，家属和护理人员应多与患者沟通，满足其心理需求。随着患者能力的下降，他们可能会变得易怒，这时需要通过安慰和劝说来稳定情绪，注意使用温和的语气和避免刺激性的言语。在与患者交流时，应使用简单易懂的语言并多次重复，辅以肢体语言，不要嘲笑患者的反常行为，保持正常的交流态度。护理人员应鼓励患者多交流，以增强其记忆力和思维能力，掌握沟通技巧，用亲切、温和的语言指导和提示患者，给予更多的关心和信任，减少患者的不良情绪，减轻其心理负担，帮助他们保持良好的精神状态。

中医的"治未病"理念强调"未病先防、既病防变、瘥后防复"。情志的变化会影响气血，导致身体器官的规律性变化和能量淤堵，可能引发或加重疾病。老年人的家属应多与他们沟通，建立信任关系，维护老年人的自尊，鼓励和赞赏他们在自理方面的能力，找到合适的交流方式，使用恰当的身体语言，帮助老年人用简单的言语和手势表达需求。同时，应提供针对性的心理护理和社会支持，帮助老年人及时消除不良情绪，积极面对生活，保持乐观心态，培养良好爱好，积极参与周围活动，这有助于改善脑功能，提高记忆力，陶冶情操。

86. 运动有助于阿尔茨海默病的预防吗？如何选择适合自己的运动方式？

规律的身体活动可以降低患阿尔茨海默病的风险，并可能减缓疾病的进展。运动可以通过多种机制对大脑产生积极影响，包括提高心血管健康、促进大脑血液循环、减少炎症、改善神经元功能和认知能力。

选择适合自己的运动方式，可以考虑以下几点：

1）有氧运动：如快走、跑步、游泳、骑自行车等，这些运动有助于提高心肺功能和整体健康。

2）力量训练：包括举重、使用阻力带等，有助于增强肌肉和骨骼，提高身体的稳定性和力量。

3）平衡和协调训练：如太极、瑜伽等，有助于提高身体的平衡能力和协调性。

4）认知训练：包括记忆游戏、智力题等，可以刺激大脑，提高认知功能。

建议制订个性化的运动计划，并根据需要调整。如果可能，最好在专业人士的指导下进行运动，以确保安全和有效性。持续和规律的运动对预防阿尔茨海默病有一定作用。

87. 多用脑是否可以预防老年期痴呆？如何进行脑部锻炼？

多用脑确实被认为有助于保持认知功能，可能对预防老年期痴呆有一定的积极作用。"用进废退"这个观点的提出也证明了脑子是越用越好的。人的大脑皮层有 140 亿个神经细胞，多思考多用脑的话，那些经常处于工作状态的脑细胞营养好，自然寿命也长。如果长时间不学习，停止工作，那么那些脑细胞衰退快，寿命也短暂。

大脑就像身体的肌肉一样，需要通过不断地锻炼来保持其功能。脑部锻炼通常指的是任何能够刺激大脑思考和学习的活动，这些活动可以帮助改善或维持认知能力。所以为了预防阿尔茨海默病我们可以进行如下脑部锻炼工作：

智力游戏和谜题：如数独、填字游戏、拼图、象棋、围棋等，这些活动可以挑战我们的逻辑思维和解决问题的能力。

阅读和学习：读一读当日的新闻报纸、杂志文章等可以让脑部得到锻炼，从中锻炼信息总结能力。我们也可以在闲暇之余培养新的技能，如学一门外语、学一个乐器等，这些活动不仅可以锻炼大脑还可以在学习的过程中陶冶情操，使身心得到放松，有一个良好的心态也是预防阿尔茨海默病的关键之一。

记忆训练：通过记忆一段优美的文字、诗歌、回想自己的购物清单等信息来锻炼记忆力。

社交互动：与家人、朋友或新认识的人进行深入的对话和参加一定时间内在固定场所举行的活动，比如参加社区、公益活动、国家开展的科普活动等，不仅可以建立人际关系，增进个人与他人之间的了解和交流，还可以提升个人的技能与能力，预防阿尔茨海默病的产生。

创造性活动：参与绘画、写作、舞蹈等创造性活动，可以促进大脑的灵活性和创新能力，身心健康有着积极的影响。生活中的创造性活动可以帮助人们释放压力和消除紧张情绪，促进身心的放松和平衡。

88. 如何通过日常生活中的行为和习惯来降低老年期痴呆的风险？

（1）起居饮食规律。

在膳食上，强调做到"三定、三高、三低和两戒"。"三定"即定时、定量、定质；"三高"即高蛋白、高不饱和脂肪酸、高维生素；"三低"即低脂肪、低热量、低盐；"两戒"即戒烟、戒酒。

（2）注意智力训练。

勤于动脑可以延缓大脑老化，常做用脑且有趣的事情，锻炼脑细胞的反应性；培养业余爱好，可活跃脑细胞；广泛接触各方面的人等。这些方法都可刺激神经细胞活力。

（3）精神情志调养。

两点一线、生活乏味单调的人更容易患老年期痴呆，因此环境刺激对预防老年期痴呆非常有效。丰富的生活内容和社交圈子都可以有效刺激大脑皮质，"活到老、学到老"也可以持续锻炼大脑，预防老年期痴呆。注意保持积极乐观情绪，平时多参加集体活动，多与他人沟通交流，保持良好的人际关系，多接受外来的有益刺激，以延缓脑功能减退。

（4）加强体育锻炼。

有研究表明运动对预防老年期痴呆有很大帮助，如走路、跑步等。手部运动如弹琴、敲键盘、捡豆子等，也可以有效刺激区域脑血流量，对预防和减缓老年期痴呆都有帮助。既可以改善不良情绪，又可保持大脑功能的正常运转，从而延缓脑神经细胞老化，预防老年期痴呆。

（5）注意预防和治疗躯体疾病。

注意预防高血压、糖尿病、冠心病、便秘等等，避免这些躯体疾病进一步引起脑血管意外的发生，从而导致老年期痴呆的发生或者加重。

这些行为和习惯可以在日常生活中轻松实践，有助于降低老年期痴呆的风险，同时也能够提高生活质量。

89. 多陪老人聊天可以预防老年期痴呆吗？

多陪老人聊天确实可以对预防老年期痴呆起到一定的作用。这是因为社交互动和沟通可以促进大脑活动，帮助维持认知功能的健康。

想象一下大脑就像是一个活泼的宝箱，里面充满了各种各样的宝贝，而与人交谈就像是打开了这个宝箱的钥匙一样。当我们和老人聊天时，就像是给这个宝箱增添了更多的宝贝，让大脑变得更加活跃和灵活。

通过与老人的交流，不仅可以分享彼此的经历和故事，还能够激发对记忆、思维和语言能力的需求。这种社交互动能够促进大脑的神经连接，增加脑细胞之间的交流，有助于维持认知功能的健康，从而降低老年期痴呆的风险。

多陪老人聊天可以活跃大脑，保持思维敏捷。语言是人类的高级神经活动表现之一，是沟通的工具和桥梁，尤其在交流或快速说话时，能自然地锻炼到思维的快速反应能力，增强记忆力。不爱说话的老人，语言功能衰退往往更快，当语言等各方面能力下降，表达和交流发生障碍时，便更不愿意说话，形成恶性循环，加速大脑功能退化。要释放心理意愿，减轻压力。简单解释，就是我们经常说的"有话不说，埋在心里会憋坏了"，通过倾诉和交流，可以调节情绪、排遣孤寂、化解忧愁、消除烦恼，缓解各种因心理压力带来的不快，使不良情绪得以宣泄、调节、疏导。人到老年，总有一些经历让人印象深刻，因此，很多老人爱把过去的某几个经历重复讲，这是一种很正常的现象。作为家人、晚辈，不要嫌他们唠叨，让他们多说说话，多从不同角度与他们交流，也是一种关爱。

90. 如何用音乐疗法进行大脑的保健？

音乐疗法（Music Therapy，MT）作为一种补充治疗方法，已有研究证实其在改善老年期痴呆及轻度认知障碍患者的认知功能方面具有积极作用。音乐疗法是一种非侵入性治疗方式，不良事件少，且无需昂贵的培训，对于减轻认知障碍患者的经济负担具有重要意义。音乐治疗是一个系统化的干预过程，治疗师利用音乐体验的各种形式以及在治疗过程中建立的治疗关系，帮助患者达到改善、恢复或维持健康的目的。

研究表明，优美的音乐能够适当刺激大脑皮质，从而改善老年人的精神状态和情绪状态。情绪状态在认知功能调整中起到中介作用，是影响轻度认知障碍的重要因素，且良好的情绪状态有助于患者更有信心参与日常活动，减少由不良情绪引起的睡眠问题，为睡眠质量提供保障。音乐治疗改善轻度认知障碍的神经生理作用机制可能包括：一、通过刺激多巴胺能传递至神经元相关的大脑通路和脑网络结构，提高学习新信息的动机和效率；二、舒缓音乐激发情感体验和情绪反应，轻松愉悦的情绪状态有助于提高认知功能和睡眠质量；三、音乐治疗激活自主神经功能，引起生理变化，调节大脑皮质对新信息的编码，改善注意力；四、通过参与和刺激默认模式网络的连接和信号传递，增强轻度认知障碍患者的记忆功能，改善认知、睡眠和情绪问题。此外，音乐治疗还能有效调控大脑边缘系统，缓解轻度认知障碍患者的焦虑抑郁症状，提高生活质量。

还有研究发现，音乐能轻易吸引注意力，一旦音乐进入环境，大脑便自然与其同步。音乐进入大脑的途径比语言更为复杂，跨越大脑多个区域。音乐能够使患者放松，缓解疼痛，同时增强大脑可塑性，引起神经元突触的调整。音乐首先被听觉系统处理，然后是刺激与记忆、情感、身体机能及语言相关的大脑区域。音乐激活大脑放松区域，而语言主要涉及左脑半球，音乐则使两个脑半球都得到活动。音乐还能引发情感反应，刺激大脑释放神经递质多巴胺，如黑质纹状体的多巴胺传递。对阿尔茨海默病患者而言，音乐能激活未受损的传递路径，尤其是边缘系统，特别是杏仁核，使音乐和唱歌成为对神经退行性疾病患者的有效辅助疗法。音乐疗法在国内外疗养院中得到广泛应用，并收到良好反馈。因此，在老年人出现认知障碍前，家属可以运用音乐疗法进行大脑保健。

建议老年人聆听舒缓音乐，如轻音乐，这类音乐风格轻松活泼，介于古典音乐和流行音乐之间，以其"轻-重-轻"的特点，结构简单，节奏明快，旋律优美，给人愉悦和抒情感，被称为"情感音乐"。在音乐 App 中，可以通过分类—轻音乐—养生禅乐找到适合的曲目播放。

91. 有哪些具体的社交活动或方式可以有效预防老年期痴呆?

1）积极参与社区活动：加入本地社区团体或俱乐部，参与义工服务、文娱活动和集体运动等多样化的社交活动。这些活动不仅能够扩大社交圈，促进人际交流，还能通过社交互动激发大脑活力，有助于预防认知衰退。

2）定期与亲友进行亲密聚会：通过与家人和朋友的聚餐、聊天、聚会和家庭聚会，享受亲密无间的社交时光。这种亲密的社交互动不仅能够减轻心理压力、提升个人的幸福感，而且对于维持认知功能的健康发展也大有裨益。

3）加入兴趣小组以激发思维：寻找并加入与个人兴趣相投的小组或俱乐部，如读书会、绘画工作坊、舞蹈团体等。在这些小组中，与具有共同爱好的成员一起学习新技能、交流想法和协作项目，可以极大地激发创造性思维，维持大脑的活跃状态。

4）利用数字社交保持联系：通过互联网和社交媒体平台与亲朋好友乃至新朋友保持联系，分享生活点滴、个人见解和情感体验。虽然数字社交并不能完全取代面对面的交流，但它为老年人提供了一种方便快捷的社交方式，有助于他们保持社会联系和情感支持。

5）积极参加各类社交活动：参与舞会、集市、庙会等丰富多彩的社交活动。这些活动不仅能够提供愉悦的社交体验，还能通过增加身体活动量来促进身体健康，进而对心理和认知健康产生积极影响。

通过上述社交活动，老年人能够维持一个充满活力的社交生活，这不仅增加了与他人的互动和交流，还有助于预防老年期痴呆的发生。社交活动能够为老年人提供必要的心理支持，增强他们的社会参与感，从而在精神和身体层面上促进整体健康。

92. 心理健康对预防老年期痴呆的影响有多大?

心理健康在预防老年期痴呆方面扮演着至关重要的角色。长期的心理压力、抑郁和焦虑等不良情绪状态可能会增加患老年期痴呆的风险。研究表明，心理健康状况不佳的个体，其大脑结构和功能可能会受到负面影响，这可能会加速认知功能的衰退。

心理健康对认知功能的影响主要体现在以下几个方面：

1）压力与认知功能：长期的高压力水平可能会导致慢性应激反应，这会影响大脑中与记忆和学习相关的区域如海马体。压力激素如皮质醇，如果长期处于高水平，可能会损害神经元，导致认知功能下降。

2）抑郁与痴呆风险：抑郁被认为是老年期痴呆的一个潜在风险因素。研究发现，患有抑郁症的老年人患阿尔茨海默病的风险较高。抑郁可能通过改变大脑中的神经递质水平（如血清素和去甲肾上腺素），以及影响大脑结构（如海马体的萎缩），来增加老年期痴呆的风险。

3）社交互动与认知保护：积极的社会交往可以提供认知刺激，有助于维持大脑的活力。社交互动可以促进认知储备的建立，这是指个体通过教育、职业经历和丰富的生活经历积累的认知资源，这些资源可以在大脑老化时提供一定程度的保护作用。

4）生活方式与心理健康：健康的生活方式，包括均衡饮食、适量运动、充足睡眠和心理平衡，对维护心理健康至关重要。例如，定期参与有氧运动可以改善心血管健康，促进大脑血流，有助于保持认知功能。

通过采取积极的心理干预措施，如认知行为疗法、放松训练和社会支持，可以有效地改善心理健康状况，从而降低患老年期痴呆的风险。同时，早期识别和治疗心理健康问题也是预防老年期痴呆的关键。

93. 年轻人要预防老年期痴呆吗？

年轻人预防老年期痴呆就像给未来的大脑穿上一件"防尘衣"，虽然不能保证百分之百不受影响，但至少能大大降低风险，让大脑更长时间保持清晰和活跃。

想象一下，你的大脑就像一个"超级电脑"，里面存储了无数的信息和记忆。随着年龄的增长，这个电脑可能会因为各种原因变得慢吞吞的，甚至出现故障。但是，如果你从年轻时就开始保养它，比如给它提供充足的营养（健康饮食）、经常给它做体操（规律运动）、避免让它过热（控制压力），那么它就能更好地应对老化带来的挑战。此外，你还可以给大脑安装一些"杀毒软件"（避免有害物质）、定期清理"缓存"（良好的睡眠），让它时刻保持最佳状态。这样一来，当你步入老年时，这个"超级电脑"就能继续高效运转，让你拥有一个清晰、灵活的头脑。一些研究表明，引发阿尔茨海默病的凶手——β-淀粉样蛋白，就像慢性毒药，从二三十岁就溜进有些人的身体，偷偷地干坏事。到了 60 岁，等发现阿尔茨海默病的认知障碍的症状出现时，它们的破坏已经"大功告成"，脑细胞都已经被它们杀死一大片了，一切都已经太晚。目前老年性痴呆还没有理想的治疗方法，因此早期预防很重要。虽然老年期痴呆可能离年轻人还很遥远，但预防工作却可以从现在就开始。通过培养良好的生活习惯和保持活跃的生活方式，我们可以大大减少老年期痴呆的风险，保护自己的"超级电脑"。

94. 控制慢性疾病对预防老年期痴呆有何作用?

控制慢性疾病对预防老年期痴呆有重要作用。慢性疾病如高血压、糖尿病、心脏病、肥胖、高胆固醇等与老年期痴呆的风险增加有关。通过有效地管理这些慢性疾病，可以降低老年期痴呆的风险，并改善整体健康。

以下是几类常见慢性疾病：

1）高血压：长期高血压可能导致血管损伤和动脉硬化，这可能会影响大脑的血液供应，从而增加患老年期痴呆的风险。对于老年期痴呆患者可能会导致大脑区域的进一步损伤，这可能会加速老年期痴呆的进展。

2）糖尿病：多项研究表明，2 型糖尿病患者患老年期痴呆的风险较高。这可能是由于高血糖引起的血管和神经损伤以及糖尿病相关的代谢紊乱。良好的血糖控制可能会降低患老年期痴呆的风险，通过控制血糖水平，可以减少血管和神经损伤从而降低患老年期痴呆的风险。

3）心脏病：心脏疾病，尤其是心脏功能不全，可能与老年期痴呆的发病风险增加有关。心脏疾病可能导致大脑供血不足，影响大脑功能，从而增加患老年期痴呆的风险。

4）肥胖：肥胖可能通过多种机制增加患老年期痴呆的风险，包括胰岛素抵抗、慢性炎症和氧化应激。胰岛素抵抗可能导致大脑中的淀粉样蛋白沉积增加，这是老年期痴呆的标志性病理特征之一。不仅如此，肥胖与老年期痴呆之间可能存在遗传关联，某些肥胖相关的基因可能增加患老年期痴呆的风险。

5）高胆固醇：高胆固醇水平可能损害血管，影响大脑的血液供应。通过控制胆固醇水平，可以降低患老年期痴呆的风险。

通过有效管理慢性疾病并采取健康的生活方式，可以降低患老年期痴呆的风险，持续和规律的健康管理对预防老年期痴呆至关重要。

95. 戒烟限酒对预防老年期痴呆有多重要？

吸烟和过量饮酒可以通过多种方式影响大脑健康，这些影响可能会增加患老年期痴呆的风险。

（1）吸烟对大脑健康的影响。

①血管损伤：吸烟会导致血管内皮功能受损，增加动脉硬化的风险。这会影响大脑的血液供应，可能导致大脑缺氧和营养不足；②炎症和氧化应激：吸烟会增加体内的炎症和氧化应激水平，这两种情况都可能损害大脑细胞；③淀粉样蛋白沉积：吸烟可能促进大脑中淀粉样蛋白的沉积，这是老年期痴呆的标志性病理特征之一；④神经退行性变：长期吸烟与神经退行性变的风险增加有关，这种变化可能导致认知功能下降；⑤大脑结构改变：吸烟可能影响大脑的结构，包括海马体的大小和功能，这是与记忆和认知功能密切相关的重要结构。

（2）过量饮酒对大脑健康的影响。

①大脑损伤：过量饮酒可能导致大脑损伤，包括海马体和其他与认知功能相关区域的损伤；②认知功能下降：长期饮酒与认知功能下降有关，包括记忆力和注意力问题；③脑部疾病风险增加：过量饮酒增加了患脑部疾病，如酒精性脑病和脑出血的风险；④神经退行性疾病：长期饮酒与神经退行性疾病的风险增加有关，这些疾病可能导致大脑功能逐渐下降；⑤大脑代谢变化：饮酒可能影响大脑的代谢过程，包括能量利用和神经递质的合成。

此外，吸烟和过量饮酒还与其他健康问题有关，如心血管疾病和肝脏疾病。通过戒烟限酒，可以减少这些健康问题，降低患老年期痴呆的风险。

96. 老年人定期体检对预防老年期痴呆有何意义？

老年人定期体检可以帮助发现和处理可能增加老年期痴呆风险的健康

问题。

1）早期发现：老年期痴呆的早期症状可能非常微妙，不易被察觉。定期体检可以帮助医生发现患者早期认知功能的变化，从而及时诊断是否存在老年期痴呆的迹象，同时也可以通过体检，发现与老年期痴呆风险相关的健康问题，如高血压、糖尿病、心脏病、高胆固醇等，及时治疗这些疾病可以降低患老年期痴呆的风险。

2）生活方式评估：体检可以评估老年人的生活方式，如饮食、运动、吸烟和饮酒习惯。通过改变不良生活方式，可以降低患老年期痴呆的风险。

3）早期干预：早期发现老年期痴呆症状后，医生可以及时干预，采取药物治疗、心理治疗、生活方式调整等措施，以延缓病情的发展，改善患者的生活质量。

4）预防策略：通过体检，医生可以指导老年人采取预防策略，如改善饮食习惯、增加体育锻炼、保持社交活动、进行认知训练等，以增强大脑功能和延缓认知衰退。

5）心理支持：老年期痴呆的早期诊断和治疗可以为患者及其家庭提供心理支持和教育资源，帮助他们更好地应对疾病带来的挑战。

6）监测药物副作用：一些药物可能会影响认知功能，定期体检可以帮助监测这些药物的副作用，并在必要时调整治疗方案。

老年人定期体检是预防老年期痴呆的重要手段之一。通过体检，可以发现和处理可能增加老年期痴呆风险的健康问题，并采取措施来保持大脑健康。

97. 中药在预防老年期痴呆方面有哪些作用？

中药在预防老年期痴呆方面具有一定的作用，主要通过调理身体、改善血液循环、增强认知功能等途径来实现。以下是一些中药及其潜在作用：

人参：被认为具有抗衰老、提高免疫力和调节神经系统的作用，有助于改善记忆力和学习能力。

枸杞子：含有丰富的抗氧化成分，有助于降低血脂、胆固醇，提高免疫力，对肝肾亏虚的患者有较好的效果。

黄芪：具有补气、提高免疫力、抗病毒作用，还能降低血液黏稠度，改善血液循环。

川芎：具有扩张脑血管、改善脑部血液循环、抑制血小板聚集和血栓形成的作用，对气滞血瘀的患者有较好的效果。

何首乌：被用来滋补肝肾、益精血、强筋骨，有助于改善老年人的认知功能。

白芍：具有养血调经、缓解肌肉紧张的作用，有助于改善老年人的身体状态。

灵芝：被认为具有提高免疫力、抗疲劳、抗衰老的作用，有助于维持大脑健康。

刺五加：具有增强体力、提高免疫力、改善睡眠等作用，有助于提高老年人的生活质量。

麦门冬：被用来滋阴润肺、清心除烦，有助于缓解老年期痴呆患者的心神不安。

需要注意的是，中药的使用应在中医师的指导下进行，因为中药的效果因人而异，且需要根据个人的体质和病情来选择合适的药物和剂量。在使用中药预防老年期痴呆时，也应关注生活方式的调整，如保持健康的饮食、适度的运动、良好的社交活动等。

98. 哪些益智游戏可以预防老年期痴呆？

益智游戏和活动可以帮助保持大脑活跃，可能有助于预防老年期痴呆。
以下是一些推荐的益智游戏和活动：

1）拼图和谜题：解决拼图、数独、逻辑谜题等可以锻炼大脑的逻辑思维和问题解决能力。

2）学习新技能：学习新语言、乐器或任何新的技能都可以刺激大脑，促进神经生长。

3）阅读和写作：阅读书籍、报纸或杂志，以及写日记或博客，可以提高语言能力和记忆力。

4）认知训练软件和应用：使用专门设计的软件和手机应用进行认知训练，如记忆游戏、解决数学问题等。

5）社交互动：参与社交活动，如加入俱乐部、参加社区活动或与家人朋友交流，可以提供情感支持和认知刺激。

6）艺术和手工艺：绘画、雕塑、编织等艺术活动可以提高创造力和精细运动技能。

7）音乐：学习乐器、唱歌或参与音乐制作，可以刺激大脑并提升认知功能。

8）运动：进行有氧运动、力量训练和瑜伽等身体活动，可以提高心血管健康水平，同时也有助于提升大脑功能。

9）冥想和放松：通过冥想、深呼吸或瑜伽等放松技巧，可以减少压力，改善情绪，并可能对大脑功能产生积极影响。

选择适合自己的益智游戏和活动非常重要，关键是找到自己感兴趣的活动，并定期参与。此外，保持均衡的生活方式，包括健康饮食和充足睡眠，也对大脑健康至关重要。

99. 脑机接口技术有可能用于防治阿尔茨海默病吗？

有可能。其潜力主要体现在早期预警、精准干预与神经功能重塑三个方向：

1）早期风险评估：通过非侵入式脑电设备（如脑电头环）捕捉阿尔茨海默病相关的脑电信号，结合 AI 模型分析，可在患者出现明显认知减退前 2 年精准评估阿尔茨海默病风险。

2）精准干预：针对阿尔茨海默病患者的神经紊乱，脑机接口可通过个性化神经电刺激，唤醒沉寂的神经网络，或推送针对性脑训练任务，促进神经可塑性。

3）神经功能重塑：植入式或非侵入式脑机接口可解码大脑活动，精准调控特定脑区（如记忆相关脑区）的功能，或通过神经反馈训练修复受损的认知环路，有望延缓阿尔茨海默病进展。

目前，已有研究探索非侵入式脑机接口（如经颅电刺激）对阿尔茨海默病的治疗作用，虽处于早期阶段，但为未来临床应用提供了理论基础。随着技术进步（如信号解码精度提升、设备小型化），脑机接口有望成为阿尔茨海默病治疗的重要辅助手段。

100. 如何利用人工智能预防老年期痴呆?

人工智能可通过以下方式辅助预防老年期痴呆:

1)早期风险筛查:利用 AI 分析认知测试结果、脑部影像(如 MRI)或血液生物标志物,更早识别老年期痴呆前期信号(如轻度认知障碍),实现提前干预。

2)个性化预防方案:基于个体的生活习惯、认知状态、基因等数据,AI 推荐定制化的认知训练(如大脑游戏)、运动计划(如有氧运动)、饮食建议(如地中海饮食),针对性降低风险。

3)日常监测与预警:通过可穿戴设备(如智能手表)跟踪老人的活动量、睡眠质量、情绪变化等,AI 识别异常模式(如突然减少的社交或活动),及时提示家属或医生关注。

4)社交与认知保持:AI 虚拟助手(如聊天机器人)可陪伴老人对话、提醒日常事务,或通过互动游戏(如记忆训练)帮助维持认知功能,减少孤独感(孤独是老年期痴呆的风险因素之一)。

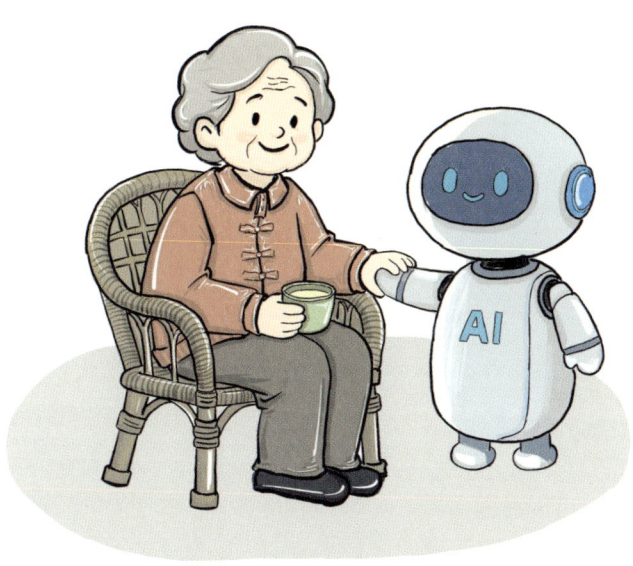

5)大数据风险预测:整合人群的医疗记录、生活方式数据,AI 构建老年期痴呆风险预测模型,帮助识别高风险人群(如高血压、糖尿病患者),提前采取干预措施(如控制血压、血糖)。

这些应用需结合医疗专业指导，目前仍在不断发展中，但已为老年期痴呆预防提供了新的工具和思路。

（肖云庭，肖萌，池铭威，赵书洋，杨金娜，王文佳，胡蕴慧，方坚松）

图书在版编目（CIP）数据

老年期痴呆的中医药防治百问 / 李伟荣，方坚松，陈云波主编. -- 长沙 : 湖南科学技术出版社，2025. 9.

ISBN 978-7-5710-3737-6

Ⅰ. R277.791-44

中国国家版本馆 CIP 数据核字第 2025FB0228 号

老年期痴呆的中医药防治百问

主　　编：李伟荣　方坚松　陈云波
出 版 人：潘晓山
责任编辑：杨　旻
文字编辑：张鹏飞
插　　画：汤宇翔
整体设计：殷　健
出版发行：湖南科学技术出版社
社　　址：长沙市芙蓉中路一段 416 号泊富国际金融中心
网　　址：http://www.hnstp.com
湖南科学技术出版社天猫旗舰店网址：
　　　　　http://hnkjcbs.tmall.com
邮购联系：0731-84375808
印　　刷：湖南省众鑫印务有限公司
　　　　　（印装质量问题请直接与本厂联系）
厂　　址：湖南省长沙市长沙县㮾梨街道梨江大道 20 号
邮　　编：410100
版　　次：2025 年 9 月第 1 版
印　　次：2025 年 9 月第 1 次印刷
开　　本：710 mm×1000 mm　1/16
印　　张：9
字　　数：148 千字
书　　号：ISBN 978-7-5710-3737-6
定　　价：48.00 元